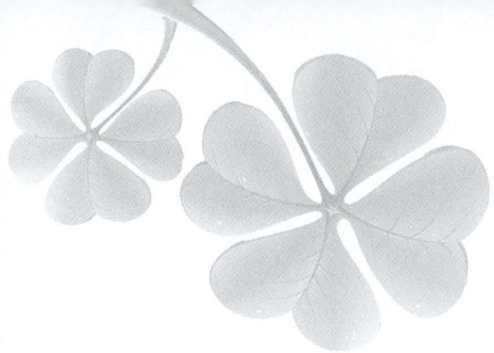

全国医学美容技术专业新形态教材

医疗美容技术

于　洋　吴惠珍　主编

北京科学技术出版社

图书在版编目（CIP）数据

医疗美容技术 / 于洋，吴惠珍主编 . —北京：北
京科学技术出版社，2023.4
ISBN 978-7-5714-1566-2

Ⅰ . ①医… Ⅱ . ①于… ②吴… Ⅲ . ①美容术－医学
院校－教材 Ⅳ . ① R622

中国版本图书馆 CIP 数据核字（2021）第 097923 号

策划编辑：张 田
责任编辑：宋 玥 张 田
责任校对：贾 荣
责任印制：李 茗
封面设计：昇一设计
版式设计：瑾源恒泰
出 版 人：曾庆宇
出版发行：北京科学技术出版社
社　　址：北京西直门南大街 16 号
邮政编码：100035
电　　话：0086-10-66135495（总编室）
　　　　　0086-10-66113227（发行部）
网　　址：www.bkydw.cn
印　　刷：北京宝隆世纪印刷有限公司
开　　本：787 mm × 1092 mm　1/16
字　　数：218 千字
印　　张：11
版　　次：2023 年 4 月第 1 版
印　　次：2023 年 4 月第 1 次印刷
ISBN 978-7-5714-1566-2

定　　价：58.00 元

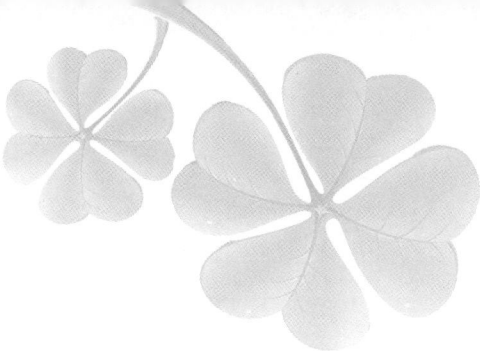

编审委员会

主　审

聂　莉　全国卫生职业教育教学指导委员会医学美容技术专业分委员会秘书长

张秀丽　全国卫生职业教育教学指导委员会医学美容技术专业分委员会委员

徐毓华　全国卫生职业教育教学指导委员会医学美容技术专业分委员会委员

杨顶权　中国整形美容协会常务理事兼中医美容分会会长

主任委员

姚应水　安徽中医药高等专科学校校长

杨晓霞　沈阳医学院医学应用技术学院院长

曹士东　滁州城市职业学院副院长

副主任委员

许珊珊　淮南联合大学医学院副院长

申芳芳　山东中医药高等专科学校医学美容技术专业主任

姜　涛　四川中医药高等专科学校医学美容技术学院院长

赵　丽　辽宁医药职业学院医学技术系医学美容技术专业主任

王泽泉　廊坊卫生职业学院副院长

肖华杰　青海卫生职业技术学院医学技术系主任

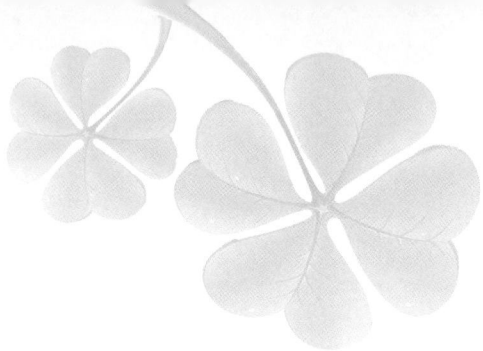

编者名单

主　编　于　洋　吴惠珍

副主编　周晓宏　贾小丽

编　者（按姓氏笔画排序）

　　　　于　洋（沈阳医学院）

　　　　李　科（四川中医药高等专科学校）

　　　　吴惠珍（滁州城市职业学院）

　　　　陈　婧（滁州城市职业学院）

　　　　范天天（宁波鄞州颜蕾医疗美容诊所，宁波海曙颜蕾
　　　　　　　　医疗美容诊所）

　　　　周晓宏（辽宁医药职业学院）

　　　　贾小丽（四川中医药高等专科学校）

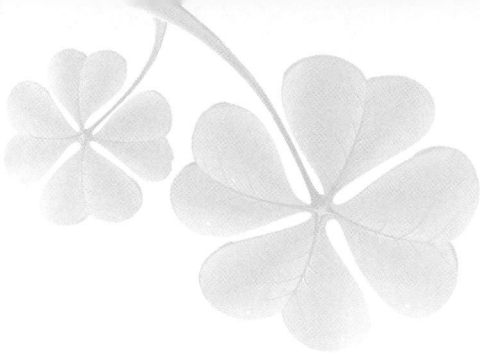

前　言

美容医学是近30年才在我国兴起的一门新兴学科，发展十分迅速。2009年底，根据原卫生部《医疗美容服务管理办法》相关规定，医学美容技术专业更名为医疗美容技术专业。经过10余年的发展，专业知识和技术有了较多的更新。为了紧跟世界美容医学的发展步伐，让学生掌握美容医学最前沿的知识和技术，我们组织编写了本教材。

本教材明确了医疗美容技术的学科任务和实施范畴，介绍了各类医疗美容技术，既归纳了已广泛应用、临床证实疗效可靠的成熟技术，也介绍了一些具有广阔应用前景的新技术。针对医疗美容技术的特点和实际需要，本教材系统地介绍了常用美容技术的基本内容、学习要点。本教材编者来自国内知名高校医疗美容专业教师和临床一线骨干教师，书中内容汇集了编者们的工作心得体会和经验总结，内容简洁，重点突出，条理清晰，注重理论与实践的结合。

本教材可供医学高等院校医疗美容技术专业的本科、高职学生及中等卫生技术职业教育院校医疗美容技术专业学生作为教材使用，也可作为从事相关工作的同道的参考书。希望能够通过本教材言简意赅的讲解，使读者迅速掌握医疗美容技术的核心内容，帮助读者用专业知识精准服务于求美者，回报社会。

在此感谢为本教材提供帮助的各位同仁！由于美容医学发展极其迅速，尽管各位编者历时一年时间，付出了极大努力力求完善，但难免有不妥之处，恳请广大读者谅解并批评指正，以便再版时改进。

于洋　吴惠珍

2022 年 6 月

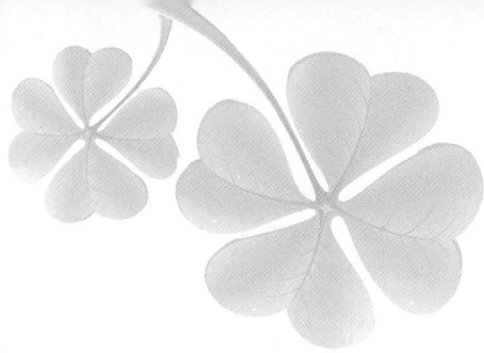

目　录

第一章　概　论

第二章　美容文饰技术

第三章　激光美容技术

第四章 理化美容技术

第五章 塑形美容技术

第六章 微整形注射美容技术

第七章　医疗美容新技术

第一章　概　论

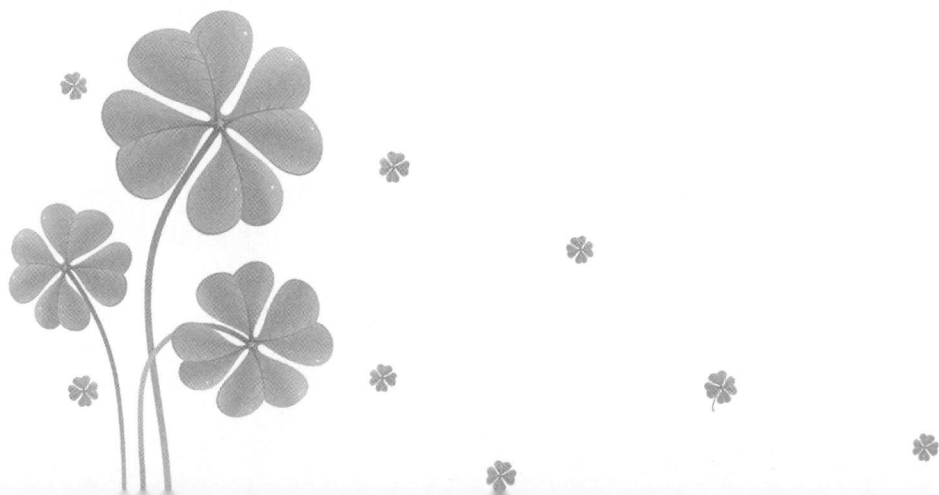

第一节　医疗美容技术概述

一、医疗美容技术的概念

医疗美容技术是以医学美学为基础，尤其是在医学人体审美理论的指导下，运用审美心理与医疗美容应用技术、仪器或用品来维护、改善人体容貌美和形体美的一个应用性技术群。它与美容医学的分支学科同时出现，并且存在于美容医学的临床实践中，是美容医学整体学科中的一个重要组成部分。

二、医疗美容技术的研究对象和研究任务

医疗美容技术的研究对象是与容貌美、形体美有关的基础理论，以及维护、修复、改善或再塑人体美的一切医疗美容应用技能和设备，其目的是达到人体健康与美丽的和谐与统一。

医疗美容技术的研究任务是在医学美学原理的指导下，根据不同人群对美的需求，探索如何正确选择和运用各种医疗美容技术，以维护、修复、改善或再塑人体的结构美、形态美、功能美，并在实践中不断总结，提高医疗美容技术水平，不断研究、开发新的医疗美容技术和医疗美容仪器。

由于医疗美容技术作为美容医学的一个独立分支学科的历史不长，美容医学界对它的认识还不够深入，其理论体系尚不够完善，必须继续加强对医疗美容技术这一学科的学术研究，进一步完善其学科理论体系，以不断满足医学美容实践的需求。

三、医疗美容技术的研究内容

医疗美容技术既涉及已广泛应用、临床证实疗效可靠的成熟技术，也包括一些具有广阔应用前景的新技术。具体研究内容包括以下 4 个方面：一是皮肤医学美容技术，其中包含美容文饰技术等；二是理化美容技术，包括激光美容技术、射频美容技术、超声美容技术、冷冻美容技术、高频电离子美容技术、光动力学美容技术、化学剥脱美容技

术等传统的和新兴的美容技术；三是非手术塑形美容技术，包括无创瘦身塑形美容技术、微整形注射美容技术、脂肪抽吸术等；四是医疗美容新技术，包括线雕等。

四、医疗美容技术的研究方法

由于医疗美容技术的内涵和外延都还不是十分明确，对它的基础研究和系统研究还有待加强，这既是完善医疗美容技术自身的需要，也是完善美容医学整体学科的需要。医疗美容技术常用的研究方法包括描述性研究法、经验总结法、探索性研究法、模拟法（模型方法）、个案研究法、交叉研究法（跨学科研究法）、文献研究法、实证研究法等。

五、医疗美容技术的发展

（1）在医学美学和临床医学理论原则的指导下，医疗美容技术的研究成果直接用于维护、修复、改善人体美，以及改进、创新和发展医疗美容技术的实践与专业理论。

（2）医疗美容技术在继承和实施安全、有效的技术的同时，运用现代医学美学和美容医学的基础理论来充实医疗美容技术，并充分利用美容医学的各种科学方法来丰富和完善这个年轻的美容医学分支技术群，使各种相关技术从美容医学的众多分支学科中集中起来，成为专门的医疗美容技能学科。

（3）虽然医疗美容技术在我国发展迅速，但由于它起步较晚，其理论基础和技术水平还不够完善和成熟，其技术的科技含量和实践精度与国际先进水平相比还有一定的差距。因此，医疗美容技术的发展应借助科学技术的进步，不断地提高医疗美容技术的科技含量。

（4）结合临床实践，医疗美容技术探索和发展了人体美学与美容心理学的内涵。人体美学是医学美学的重要内容之一，也是医疗美容技术的基础研究内容之一。而美容心理学对于医学美容领域中心理学问题的研究还比较欠缺，因此，今后在医疗美容技术操作中必须重视人体美学和美容心理学技能的结合，在提高医疗美容技术水平的同时，进一步用人体美学与美容心理学指导医疗美容技术。

（5）医疗美容技术科学地借鉴了美容外科、美容皮肤科、美容牙科、美容中医科、美容护理与保健、医学生物工程、艺术造型等相关学科的知识和技能手段，不断丰富、发展和完善自身学科。

第二节 医疗美容技术与相关学科的关系

一、医疗美容技术与美容皮肤治疗技术的关系

医疗美容技术是临床医学和美容学相交叉的一门新兴的边缘学科，依靠医学方法来保养皮肤、修复容颜。它是一个应用性技术群，其中包括皮肤的医疗美容技术，即皮肤养护、文身美容等内容。而美容皮肤治疗技术是根据人体皮肤容颜的自然变化和形成规律，针对各种损容性、毁容性皮肤疾病，以药物、手术、按摩以及各种理化操作方法和技术为手段来维护、修复和美化人体。

二、医疗美容技术与美容护肤技术的关系

美容护肤技术是现代生活美容的一项实践技能，通过使用美容用品和用具、美容仪器以及化妆品，运用按摩等非侵入性的美容手段，对皮肤进行保养，对容貌与形体进行美化修饰，由护理美容和修饰美容两部分构成。护理美容包含面部美容基础护理、损美性问题皮肤护理、特殊部位护理、面部刮痧美容、面部芳香美容、肩颈部护理、美体塑身、水疗、按摩、推拿、芳香疗法、手部护理等项目；修饰美容包含化妆、美甲、睫毛修饰、脱毛等项目。

医疗美容技术则是运用药物、医疗器械、手术及其他侵入性医学手段，对人体各部位的形态进行维护、修复、改善或再塑。

三、医疗美容技术与美容外科学的关系

美容外科学是一门用外科手术的方法改善或增进人体容貌美与形体美的学科，是整形外科学的一个分支，也是现代美容医学的重要组成部分。它是对具有正常解剖结构及生理功能的人体，以医学人体美学理论为基础，运用医学审美和外科技术相结合的手

段，对人体属于正常解剖和生理限度内的缺陷进行形体的美学修整和再塑造，以增进人体的结构美、形态美和功能美为目的。美容外科学的工作范围比医疗美容技术更广泛，包括鼻部美容术、重睑术、面部除皱术、酒窝再造成形术、隆乳术、乳房再造成形术、吸脂术、颌面外科整形术、口腔正畸、妇科整形、化学剥脱等。而医疗美容技术的工作范围是皮肤和毛发的美容、物理和化学美容、非手术塑形美容、美容保健等。

第三节 医疗美容技术的研究意义

（1）由于医疗美容技术理论体系的发展还处于初级阶段，目前所表述的医疗美容技术的学科定义、学科定位、相关理论概念、研究对象、学科内涵及其与相关学科的关系仍是需要研究的课题。只有通过进一步的深入研究，医疗美容技术的理论体系才能在医学美学和临床医学理论的指导下逐渐发展和完善。

（2）积极开展各种有关维护、修复、增进和再塑人体美的医疗美容技术、技巧和方法的研究，并不断改进和创新，使医疗美容技术更加安全、有效，并向国际更先进的水平不断地攀升。

（3）不断规范医疗美容技术操作，提高医疗美容技术的科技含量。

（4）通过把人体美学、美容心理学和医疗美容技术结合起来，在医疗美容技术的实施过程中，以医学美容和美容心理学理论为指导，帮助求美者和实施者在审美评价、美容心理方面达成共识，从而获得最佳美容效果，不断提高医学美容的成功率。

（5）人体审美具有十分明显的个体差异性。关于何谓人体美，医学人体美与艺术人体美的区别，人体形态、容貌、肤色的差异，不同人种的特点及其与不同区域的自然环境的关系，以及不同职业者的形象设计差异等理论，需要不断地学习和研究，从而掌握医学人体审美规律。这关系到因人制宜地有效设计美容施术，也可提高医疗美容技术实施的成功率。

医疗美容技术是美容医学中不可缺少的组成部分，医疗美容技术的学科建设是美容医学整体建设的重要内容，其意义深远。首先，医疗美容技术的发展是社会文明建设的需要。随着时代的进步、社会的发展，我国进入小康社会，人们的生活水平、生活质量不断提高，越来越多男女老少的爱美之心日益高涨，人们对美容的需求不再简单地停留在生活美容方面，而是追求高层次、高质量的医疗美容技术。社会的需要是医疗美容技术存在的基础和发展的真正动力。其次，医疗美容技术是美容医学存在和发展的需要。以皮肤医学美容技术、理化美容技术、非手术塑形美容技术为基本内容的医疗美容技术已经成为美容医学的一个独立的学科体系；在美容医学行业中，从事医疗美容技术的专业人员占大多数，需要通过医疗美容技术获得美容服务的对象又占美容需求者的大多数。因此，美容医学的存在和发展很大程度上是靠医疗美容技术来实施和体现的。

（吴惠珍）

第二章　美容文饰技术

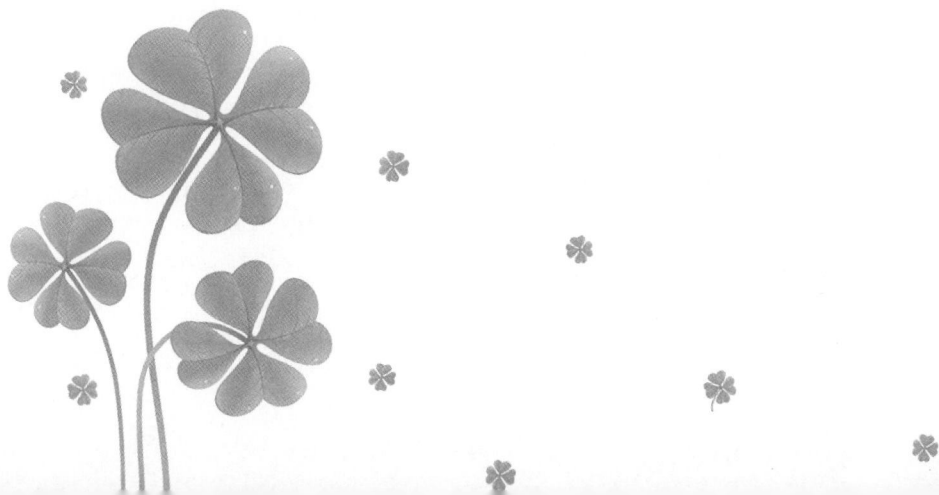

第一节　文饰的原理和术前准备

🍀 案例导入

　　李女士今年 35 岁，是一名成功的职业女性，平时很注重外在形象，但有一件事一直困扰着她：她在平时化妆时总是不能把妆容描画得很理想，看到同事做了漂亮的眉部、眼部和唇部文饰后她怦然心动，也准备去做文饰，但李女士又怕文饰对身体健康有影响，所以还有很多顾虑。你能帮她放下顾虑吗？

　　思考：

　　1. 美容文饰的原理是什么？美容文饰会对身体有害吗？

　　2. 李女士接受美容文饰前要做哪些准备？术前、术后有哪些注意事项？

一、美容文饰技术的基本概念

　　美容文饰技术是以人体美学理论为指导，以人体解剖生理学为基础，运用文刺器具将文饰色料刺入人体特定部位的皮肤组织内，使其成为永久性皮肤纹理着色所进行的一种重塑人体容貌美的医疗操作技术。

　　美容文饰技术是由古老的文身术演变而来的，古时被称为"刺青"。现代美容文饰技术一般是指文眉、文眼线、文唇这三种美容技术的统称，又称"文饰术""三文术"。

二、美容文饰技术的原理

　　美容文饰技术实质上是一种创伤性的皮肤着色术，其原理是在皮肤原有的基础形态上，利用文饰器具将色料植染于皮肤组织内而形成稳定的色块，即长期不易褪色的颜色标记或各种图形，以达到修饰、美化的目的。

　　现代美容文饰技术主要应用在文眉、文眼线、文唇的"三文术"中，其根本目的是在眉、眼、唇的原有基础形态上，利用现代文饰技术使其形成长期不褪色的眉形、眼线和唇形，修饰和矫正眉、眼、唇的形态。

三、文饰术的术前准备

（一）心理准备

文饰术前，术者必须客观地、实事求是地告知受术者文饰设计、注意事项、文饰后的效果及可能出现的并发症。

（二）身体检查

1. 过敏史和家族史　术者应全面了解受术者的全身状况，例如受术者有无药物过敏史、花粉过敏史，是否为瘢痕体质，有无精神异常病史等。

2. 对受术者进行必要的检查　通过进行必要的检查排除文饰禁忌证，如心脏病、高血压、糖尿病、血液病、出血倾向及传染病等。

（三）签订知情同意书并备案

术者与受术者共同签订文饰术知情同意书并拍照备案。

（四）文饰物品的准备

1. 文饰器械　一般面部眉、眼、唇的文饰和身体的小文饰可选用电动文眉机和手工笔，身体的大面积文饰可选用电动文身机。

2. 其他物品　文饰针、色料杯、色料、消毒液、消毒棉球、棉片、棉签、弯盘、镊子、尺子、画笔、眉刀或拔眉钳、1% 普鲁卡因或 2% 利多卡因、0.1% 肾上腺素、小推车、手术床及照明设备等。

四、美容文饰的原则

1. 宁浅勿深　文饰用色切忌过深。色料颜色过深可造成文饰效果不自然，且易造成洇色，也可发生颜色变蓝等情况。

2. 宁短勿长　文饰形状切忌过长，文饰形状过短可通过补文来调整。

3. 宁窄勿宽　文饰部位的范围切忌过宽。若文饰范围不够，可再补文。若文饰过宽、效果不满意，再修复会比较困难。

4. 宁轻勿重　文饰手法的操作动作切忌过重。动作粗暴或刺入过深均可造成文刺部位的皮肤创面过大。渗出液较多时创面结痂、修复及脱痂的时间会延长。若结痂过厚，痂皮脱落时容易发生大面积脱色。

5．宁慢勿快　操作要谨慎、认真，不能只图速度而不重质量。

第二节　文饰器械和文饰色料

一、文饰器械

（一）电动文眉机

电动文眉机（图 2-2-1）简称文眉机，是文饰技术操作中的主要工具之一，其质量与性能直接影响术者文饰水平的发挥。因此，正确掌握文眉机的使用方法、了解文眉机的性能对文饰操作非常重要。

1．工作原理　电动文眉机是一种小型的电动机器，其外形如同较粗大的圆珠笔，配有稳压电源，机身内有一微型电机，其转轴上的连杆与卡针的针具相连，电机开启时带动针具运动。使用时，

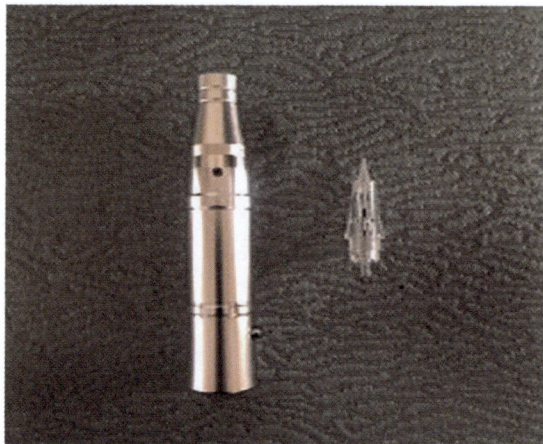

图 2-2-1　电动文眉机

把文眉针插入卡针具的十字孔内，套上针帽，调整文眉针露出部分的长度。当电路接通时，调到所需挡位，按下开关，文眉针被电机带动而做垂直方向的高速运动以刺破表皮，文眉针蘸取适量的文饰色料并文刺到皮肤组织内，使之留下永久的颜色。术者应将文眉针刺入皮肤的深度控制在 0.5 ~ 0.7 mm，最深不应超过 1 mm。

2．使用方法

（1）将文眉针插入卡针具的十字孔中，插牢后，套上针帽。

（2）将露出的针尖调整到适当的长度，一般针尖外露 1 mm 左右。

（3）选择适当的挡位。一般的文眉机上有 1 ~ 4 个挡位，术者可根据个人操作习惯选择适当的挡位。挡位越高，电机的转速越快，针尖上下跳动的速度越快，皮肤着色也就越快。

（4）接通电源，打开开关。术者选定手的支点，以大于 45°角或垂直持机并在预先设计好的图案上做快速划动。

3．注意事项

（1）根据机器的性能、型号及术者的熟练程度，选择适当的挡位。

（2）使用前应先试机。试机时文眉针要插牢，开机时不可将针对着受术者的面部，以免出现"飞针"现象而导致意外事故。

（3）持机的手需有支点，以保证文饰动作的稳定。

（4）操作中，蘸取色料时最好关机，以防针尖磨损、变钝和色料飞溅。

（5）暂停文饰时，需关机并将文眉机平放于桌面，勿将机身倒置。

（6）文眉机盒内配有的色料是试机液，不能作为文眉药液使用。

（7）文眉机出现故障时，应及时关闭机器开关。

（8）三根针合为一体的称为复合针，一般在文全唇或走空机洗眉时使用。

（9）文饰完毕，用消毒液擦拭机身。文饰针、针帽、色料杯为一次性用品，文饰中应遵循"一人、一针、一杯、一帽"的原则，若再次使用，必须将非一次性用品进行高温高压消毒以防出现交叉感染。

（二）手工笔

手工笔（图 2-2-2）又称文眉笔、绣眉笔。早期人们用竹筷，将一端劈开少许，夹入一根绣花针，然后用线缠绕固定，所以当时的手工笔又称自制手针，目前已被手工笔所代替。手工笔分为 2 种：由固定文眉针的笔杆和固定有几根至十几根针的斜排针组成，用于线条眉的文饰；由文眉笔杆以及单针或圆三针、圆五针或直排针组成，用于雾眉的文饰。

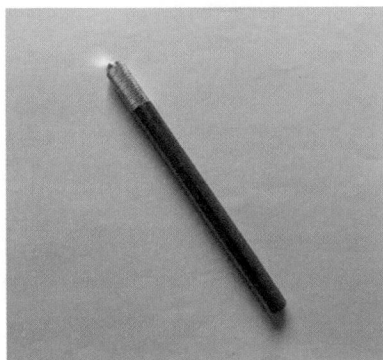

图 2-2-2 手工笔

二、文饰色料

文饰色料是一种经过特制的含有碳素的蛋白质色素。这是一种不溶性色素，主要成分是碳素，其次是铁、铜等元素的混合物。其性质比较稳定并且经过严格的无菌处理，符合卫生标准，本身对皮肤无毒、无刺激性、无副作用。在文饰术中，通过文眉机造成局部皮肤组织的机械性损伤，使皮肤组织的通透性增强，色料渗透并沉积于真皮浅层组织内，从而使表面皮肤呈现着色图形。常见的文饰制剂如下。

（一）文眉液

文眉液有灰色、深咖啡色、浅咖啡色、黑色（不常用）等。操作时根据受术者的发色、肤色、年龄、职业和个人喜好来选择 1 种、2 种或多种颜色进行调配。

1. 咖啡色　对年轻的时尚女性多根据肤色采用深、浅咖啡色或灰色加咖啡色，文后会显得朝气蓬勃、时尚漂亮。中年女性文眉的颜色多采用深咖啡色，也可采用深咖啡色加灰色，力求眉毛自然、大方，展现成熟女性的魅力。

2. 灰色　50 岁以上的女性因头发颜色逐渐变暗，眉毛逐渐脱落、变得稀疏，肤色也逐渐转暗，文眉的颜色以浅咖啡色加灰色最为合适，能给人以自然柔和的美感。

（二）文眼线液

文眼线液一般多为黑色系列，肤色白皙、瞳孔颜色较浅的受术者可将黑色与深咖啡色系色料调配使用。

1. 帝王黑色　色黑亮，极易挥发干凝，一般可单独用于文眼线或调配后使用。
2. 特黑色　色黑亮，液体较稀。用于文眼线，也可与咖啡色色料调配后使用。

（三）文唇液

文唇液为红色系列，一般将 2 种或 2 种以上的颜色调配后使用。唇线的颜色略深，全唇色略艳丽鲜亮。

1. 深红色　红中带黑，适用于文唇线或与其他红色系列调配后文全唇。
2. 玫瑰红色　红中带蓝，与其他红色系列调配后文唇线与全唇。
3. 朱红色　红中带黄，主要用于文全唇。

其他常用的还有桃红、浅红、橙红、胭脂红等红色系列，其颜色浅淡，需经调配后用于文唇线或文全唇。

（四）修补液

修补液为自然肤色系列，此色系与皮肤颜色接近，用于遮盖文饰后不理想的部位和形状。

文饰色料的品牌很多，不同的品牌、同样一种系列的颜色也会存在一定的差异。术者在操作过程中要依靠自己的经验酌情调配，色料调配前要将色料用力摇晃均匀，使文饰色彩达到最佳效果。

第三节　文饰手法和文饰术语

一、文饰手法

美容医师在文饰操作中，会根据文饰部位和文饰图案选择不同的技能手法，技能手法的娴熟程度及刺入皮肤的深浅程度直接影响文饰后的美感。

（一）电动文眉机的常用文饰手法（图 2-3-1）

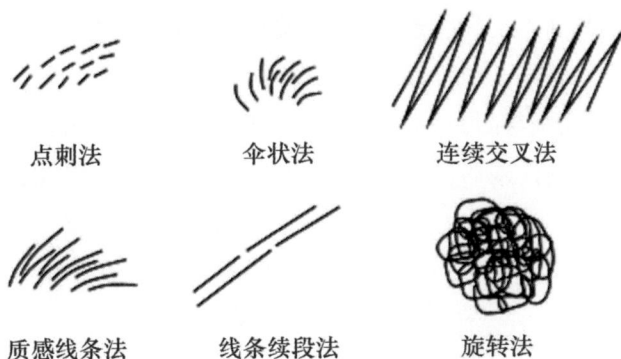

图 2-3-1　电动文眉机的常用文饰手法

1. 点刺法　点刺是以"点"为基础，密集的点刺构成线，此即连续点刺法。适用于雾眉的文饰，眉头及眉的上、下边缘轮廓的文饰，基础底色的文刺，以及胡须、头发的缺损文饰。进针时针尖与皮肤垂直。文饰时注意进针的力度和深度要均匀一致。

2. 伞状法　又称散状针法，多采用手工笔，也可采用文眉机。操作时，先点后划，点刺稍重，随后一划，轻轻带过，尾部呈彗状。多用于眉尾及眉腰上、下边缘，也可用于整个眉毛的文饰。

3. 连续交叉法　文刺的线路呈斜倒状的 M、Z、W 形，其形状相互交叉、连续不断。适用于文全唇等。

4. 质感线条法　又称仿真线条法，多用于眉部的文饰，文刺方向多与眉毛的生长方向一致。在文饰中注意线条弧度和粗细的变化，力求文饰后的眉部更自然。

5. 线条续段法　常用于文饰较长的线条，方法是分段文出数条中等长度的线，数条线段连接后则形成长线。此文刺手法实而稳，适用于文眼线、文唇线、文身等，是常用手法之一。

6. 旋转法　其手法为在局部打圈，文饰的线路呈连续的圈状。圈大则色料密度小、文刺颜色浅，圈小则色料密度大、文刺颜色深。手的运动速度快，则文刺颜色浅；手的运动速度慢，则文刺颜色深。常用于大面积的文饰，如文全唇、文身等的填色。

（二）手工笔的常用文饰手法

手工笔文饰术又称柔绣术，针法主要有 3 种：全导针针法、前导针针法和后导针针法。

1. 全导针针法　是将针片的针尖部分平行于皮肤，以 45° 角向前进针刺入皮肤，然后再向上提针挑起。

2. 前导针针法　是使针片前端针尖先刺入皮肤，进入深度是前深后浅。采用这种针法，会绣出一条颜色前重后轻、前粗后细的放射状线条，从而增强了文刺的立体仿真效果。

3. 后导针针法　与前导针针法相反，以小于 45° 角向后倾斜进针，使针片后端针尖先刺入皮肤，进入深度前浅后深。采用这种针法，会绣出一条颜色前轻后重、前细后粗的放射状线条。

无论采用哪种针法，操作时都要掌握"进针果断、位置准确、提针轻柔、力度适中"的要领。

二、文饰术语

文饰技术中常用的专业术语是在文饰操作过程中，工作人员互相沟通时使用的。常用的文饰术语如下。

1. 眉色　是指受术者自身眉毛的颜色。

2. 文色　是指术者在受术者的局部皮肤上用色料文刺出的颜色。

3. 着色　又称上色，俗称"吃色"，是指受术者皮肤在文刺后的上色状态。

4. 填色　是指局部皮肤经过初步文饰后，已有了固定的形状或清晰的轮廓，在此基础上，把中间空白或浅淡的位置填上所需的颜色。

5. 底色　打底的颜色，一般指受术者文饰后经过一段时间后残留的颜色，或指局部皮肤经过文饰后最先着色的部分的颜色。

6. 浮色　指局部皮肤文饰后，除了被刺入皮下的色料外，一部分浮于皮肤表面的色料。在文饰操作中，要及时拭去留在皮肤表面的浮色，以便观察皮肤的着色情况。

7．脱色　又称掉色，受术者皮肤某一部位经文饰上色后，经过脱痂、掉色这一过程，颜色较以前变浅。

8．反色　全唇文饰术后，经过 1 周的脱痂、掉色，术后 1 个月左右时，血液循环重新建立，全唇的色泽重新恢复，颜色会比原来更鲜亮，即被称为反色。

9．补色　文饰后的皮肤在 1 个月左右完全修复，此时观察，对形状与颜色不理想的部分可在原文色的基础上再进行加深、加宽、加长等施补文饰。

10．盖色　用与原来文饰不同的颜色，在原有部位进行文饰，以盖住原有的颜色。为了达到完全盖色的目的，一般盖色的色料颜色比原底色深。

11．遮色　一般多用接近肤色的色料进行文饰，使其与自身肤色达到一致，遮住并修饰原来文饰不理想的部分。

12．配色　文饰的色料由 2 种或 2 种以上的颜色调配而成，力求达到颜色逼真、过渡自然的效果。

13．套色　皮肤某一部位第 1 遍文饰时使用了某种色料，第 2 遍文饰时使用了另一种色料，通过这样的操作分层次地上色，多用于文全唇和身体图案的文饰。

14．洇色　由于术者文饰皮肤过深，文饰皮肤组织上的颜色向四周扩散、漾开，脱离了原来的形状。

15．变色　是指皮肤文刺后，经过一段时间后的颜色与当时文刺的颜色不一致。

16．轻文　是指术者在文刺皮肤时手法轻，文色也相应浅。

17．重文　是指术者在文刺皮肤时手法重，文色也相应深。

18．起角　又称挑角，是指在文刺上眼线时，文出上睑睫毛尾端投影的形态，外眦角部分逐渐加宽、上挑，形成夹角。

19．文满　是指在文刺下眼线时，下睑缘的前唇、灰线以及到后唇的部分全部文上色料，称为文满下睑缘。此为错误手法。

20．下兜　在文刺下眼线中间部位时，其弧线的走势应与下睑缘相平行，而不是中间下兜、两边上升的形态。随着受术者皮肤的衰老、松弛，下兜的文饰会造成下睑外翻的错觉而影响美感。

21．开角　是指在文刺上、下眼线时，外眦角部分的上、下眼线不交合。

22．闭角　是指在文刺上、下眼线时，外眦角部分的上、下眼线相交合拢，角不展开。日常文饰闭角眼线会造成眼睛小、死板的感觉。

23．上翘　是指在文刺上眼线外眦角部分时，起角处有向上、向斜后方上翘的走势。

第四节　文饰术的麻醉

美容文饰技术是在皮肤表面进行的文刺操作，皮肤表面有丰富的神经末梢，对疼痛非常敏感，尤其在文眼线时最为明显。因此，合适的麻醉方法是顺利完成美容文饰的重要保证。

一、文眉术的麻醉方法

文眉术中受术者只有轻微的疼痛，一般可以耐受，不需要麻醉。对于个别敏感、耐受性差的人，可用棉签蘸少许 1% 丁卡因注射液或 2% 利多卡因注射液，涂抹于眉区皮肤，行表面麻醉。为达到良好的麻醉效果，可用手工针点刺，使表皮破损后涂敷。

二、文眼线术的麻醉方法

眼是面部对疼痛最敏感的部位，在进行文眼线操作时，要进行麻醉。术者可根据受术者的具体情况从以下常用的 3 种麻醉方法中选择 1 种。

（一）表面麻醉

（1）此法适用于对疼痛耐受性较好或近期不想使眼部明显肿胀的受术者。

（2）术前 3 ~ 5 分钟用棉签蘸少量 1% ~ 2% 丁卡因注射液或 2% 利多卡因注射液，在需要文饰的上、下睑缘部位来回涂擦。

（3）在刺破皮肤后，还应反复地涂抹麻醉药。原则是文刺一遍即涂抹一遍麻醉药，这样效果会更好。

（4）麻醉药的浓度应控制在 3% 以下，因为浓度越高反应越重，易导致结膜充血，甚至造成角膜剥脱。

（5）涂抹麻醉药时，手法要轻柔，少蘸药液，不要触及球结膜。麻醉药一旦接触眼球，须立即用生理盐水冲洗并滴氯霉素滴眼液。如果眼部仍然发红、有刺痛感，应立即停止文饰并就近就医。

（6）文刺术后，应用氯霉素滴眼液冲洗眼球，并让患者来回转动眼球。术后每日早、晚各滴氯霉素滴眼液 1 次，连续使用 3 日。

（二）局部浸润麻醉

（1）术前应详细询问受术者有无麻醉药过敏史。

（2）常规消毒眼部皮肤，用 0.1% 苯扎溴铵棉球擦拭。

（3）用一次性注射器抽取 2% 普鲁卡因肾上腺素注射液 1 支（2 ml），也可用 2 ml 2% 利多卡因注射液进行麻醉。

（4）嘱受术者轻闭双眼，术者在一侧眼的外眦角处沿上睑或下睑进针，形成皮下连续皮丘。也可使针尖从外眦直接进入并到达内眦上睑缘或下睑缘，边退针边推药，从而形成皮丘。一侧上睑和下睑各用约 0.5 ml 的麻醉药。

（5）普鲁卡因肾上腺素注射液有延长作用时间和止血的功能，但个别敏感的受术者可能出现血压升高、心悸等症状和体征，此时应立即停药，改用利多卡因即可。

（6）有高血压、甲状腺功能亢进症病史者禁用。

（7）由于是局部浸润麻醉，术后局部水肿会很明显，应于 24 小时内做间断冷敷。

（三）区域阻滞麻醉

（1）局部用 75% 乙醇消毒皮肤。

（2）文下眼线时，在下睑部行眶下神经阻滞麻醉。在鼻正中线旁开 3 cm 左右的眶下孔处进针，嘱受术者向上看，然后垂直进针，回抽针管无回血后可推入 2% 普鲁卡因肾上腺素注射液（或 2% 利多卡因注射液）约 1 ml，以阻滞眶下神经。拔针后应用棉签按压 1 分钟左右。

（3）文上眼线时，可在上睑部行眶上神经和滑车神经的阻滞麻醉。在面部正中线旁开 2.5 cm 左右的眉弓下缘进针，嘱受术者向下看（以防止误伤眼球），持注射器与皮肤成 45° 角斜向上进针，有落空感后，回抽确定无回血后推入约 1 ml 的 2% 普鲁卡因肾上腺素注射液（或 2% 利多卡因注射液），拔针后用棉签按压针眼处 1 分钟左右。

（4）一般在麻醉药注入 6~8 分钟后可行文眼线术，麻醉不完全时，受术者会感觉疼痛。

（5）注射部位应准确，防止动眼神经受阻滞而造成暂时性的上睑下垂。此情况一般在 1 小时内自动消失，无须特殊处理。

三、文唇术的麻醉方法

文唇术包括文唇线和文全唇。其麻醉方法同文眼线术，应根据受术者的具体情况从以下 3 种麻醉方法中选择 1 种，也可以选择 2 种方法并用。

（一）表面麻醉

（1）对受术者画好唇线后，用 2%～3% 丁卡因注射液浸湿棉片，在唇部敷 15～20 分钟。

（2）当受术者唇部有麻木、厚重的感觉时，即可开始文唇线。

（3）在文刺时，可用丁卡因注射液反复涂抹。当文全唇过程中出血较多时，可用棉签蘸少许肾上腺素注射液进行涂抹，或用丁卡因、肾上腺素这两种注射液交替、反复地涂抹唇部。

表面麻醉因操作方便、操作过程痛苦小而比较常用，但经常出现麻醉不完全的情况，此时可边文饰边进行补敷。

（二）局部浸润麻醉

（1）局部常规消毒，用 0.1% 苯扎溴铵棉球消毒唇部。

（2）用一次性注射器抽取 2% 普鲁卡因肾上腺素注射液 5 ml（或用 2% 利多卡因注射液），在上、下唇的红唇部各进针 2 次。

（3）先从上唇一侧口角避开血管进针，针尖与皮肤平行，沿红唇做连续皮丘，边推药边进针（或边退针边推药），到唇珠止。再从另一侧口角按同样的方法进行。下唇的操作方法同上唇。用此种方法麻醉，术后 24 小时内唇部应做间断冷敷，以利于消肿。

（三）区域阻滞麻醉

（1）麻醉上唇时，用左手示指于眶下缘中点下 6～8 mm 处触及眶下孔，在鼻翼旁开约 0.5 cm 处进针，于皮下注药少许，然后使针的方向与头颅矢状面成 20° 角，向上、后、外推进到眶下孔，进入眶下管约 0.5 cm，回抽无回血后，方可注射 2% 普鲁卡因肾上腺素注射液 0.5～1.0 ml。

（2）麻醉下唇时，可阻滞颏神经，颏神经是下牙槽神经的终支。用左手示指触摸颏孔（颏孔位于第一、第二前磨牙之间下方，下颌骨体上、下缘中点的略上方，距中线 2.5～3.0 cm，左右对称，与眶下孔大致处于同一竖直线上），在颏孔后上方向前下方穿刺，进入颏孔后注药 1 ml，或在相当于颏孔处的骨面上注药。

四、其他部位文饰术的麻醉方法

进行其他部位的文饰时，根据文饰的面积和位置可以选择不同的麻醉方法。如果是小面积的文饰，受术者能耐受疼痛，可不麻醉。如果面积较大、受术者对疼痛敏感，可用 0.5% 利多卡因行浸润麻醉，或用 1%～2% 丁卡因或 2% 利多卡因行表面麻醉。

第五节　文眉术

一、眉的位置和形态标志

眉位于眼眶上缘，在上睑与额部交界处，是起自眼眶的内上角，沿着眶上缘向外略呈弧形分布的一束较短的毛发，为面部的重要结构之一。双眉的形态及活动变化对眼形美、容貌美具有举足轻重的作用，是眼部美容修饰的重要部位之一。

眉的内侧端称为眉头，形态较平缓；外侧端为眉梢，较眉头稍细，略呈弧线状；弧线的最高点称为眉峰；眉头与眉峰之间称为眉腰或眉坡，是从眉头到眉峰的一条斜直线。眉头在整个眉形中最低，眉峰最高，眉梢不能低于眉头。眉形的宽窄根据不同人的脸形、气质而定。掌握眉形设计理论，调整眉峰位置的左右变化和眉峰高度的变化，就可以达到理想的效果。设计眉形时不仅要考虑眉形美，还应从三庭五眼的美学角度来设计眉部所占的比例，这样才能达到协调美的效果。

（一）三庭五眼

1. 三庭　人的面部分为三庭五眼。三庭分别是上庭、中庭、下庭，从发际线到眉骨是上庭，从眉骨到鼻底是中庭，从鼻底至下颌为下庭。标准的三庭是它们的高度分别占整个面部的 1/3。

2. 五眼　以自身一只眼的宽度为标准。两眼间的距离为一只眼的宽度，两眼外眼角到发际线边缘的距离各为一只眼的宽度，因此面部的最大宽度是单只眼的 5 倍宽度。

（二）标准眉的定位

1. 眉头　位于内眦角正上方，在鼻翼边缘与内眦角连线的延长线上。两侧眉头的间距约为一只眼的宽度。

2．眉峰　位置应在自眉梢起至眉头全长的中外 1/3 处；或者平视前方时，用笔杆压在同侧鼻翼过虹膜（"黑眼球"）外缘与眉毛相交处。

3．眉梢　稍倾斜向下，其末端与眉头大致在同一水平线上，眉梢的尽头应在同侧鼻翼与外眼角连线的延长线上。

（三）眉毛的长势和排列

眉毛是由数根稍短的毛发分上、中、下三层相互交织而成。眉头部分较宽，眉毛斜向外上方；眉梢部分的眉毛基本一致地斜向外下方生长；眉腰部的眉毛较密，大部分上列眉毛向下斜行，中列眉毛向后倾斜，下列眉毛向上倾斜生长。由于眉毛的上述长势和排列，眉头的颜色浅于眉梢，而眉腰的颜色最深。

整体观察，完美的眉毛应浓淡相宜、双侧对称、层次有序、富有立体美感，且眉峰的高度适中，眉毛的弧度、粗细、长短、疏密等要素与脸形、眼形相协调。

二、文眉术的种类

（一）按文饰针法分类

1．自然文眉术（基础文眉术）　在原眉毛的基础上，经过适当的修剪与描画，设计出最佳眉形，选择适合受术者发色、眉色、肤色的专业文眉液，采用点刺法及连续交叉法，相互交织、均匀而有层次地文刺于面部的眉区部。

2．仿真文眉术　此法多应用于受术者原眉基础较好的情况下，采用点刺法，使文刺后的眉色与原眉毛的颜色融为一体，疏密恰当，达到仿真的效果。

3．立体文眉术　采用线条续段法及质感线条法，画出形似眉毛走向的线条，线条有一定的方向性，为上斜线形、下斜线形或与原眉毛的生长方向一致，在视觉上产生立体的效果。

4．"种眉"术　所谓"种眉"，是指使用手工笔或文眉机，采用点刺或点刮的手法，在原眉区部的毛囊内进行种植染色，使局部皮肤呈黑点状，如同种植一般。

5．柔贴绣眉术　把排针固定在手工笔上，按不同部位眉毛的长势方向，在眉区部皮肤上留下像一根根眉毛那样的形态逼真的线条。

（二）按色料的文饰方法分类

1．配色文眉术　根据受术者的眉色，采用 2 种或 2 种以上文眉色料，经过一定比例的混合调配后，文刺于眉部，其文色接近于原眉色。

2. 套色文眉术　采用2种或2种以上的文眉色料。第1遍文饰时使用其中一种色料，第2遍文饰时使用另一种色料，如此分层次地上色，文饰效果深浅适度、有层次感，过渡自然、逼真。

三、文眉术的适应证和禁忌证

（一）适应证

（1）整个眉毛稀疏、散乱者。

（2）原眉形不理想者。

（3）眉毛残缺不全，如断眉、半截眉者。

（4）双侧眉形不对称者。

（5）外伤引起的眉毛缺损或眉部有瘢痕者。

（6）某些病症引起眉毛发白、眉毛脱落者。

（7）因职业要求需要化妆而不会化妆、没有时间化妆者及美容爱好者。

（二）禁忌证

（1）眉部皮肤有炎症、皮疹或过敏者。

（2）患有传染性皮肤病者。

（3）眉部有新近外伤者。

（4）瘢痕体质或过敏体质者。

（5）精神、情绪不正常，对文饰效果的期望值过高者。

（6）糖尿病、高血压、心脏病患者。

（7）面神经麻痹患者。

（8）对文眉犹豫者。

四、眉形和眉色的设计

（一）眉形设计

眉形设计是文眉的关键步骤，文眉不是加重眉毛的色泽，而是通过文眉扬长避短，以达到增添容貌美的效果。眉形设计必须综合脸形、眼形、年龄、职业、气质、性格、肤色、发色等众多因素，确定符合求美者形象及个性特点的眉形，不能千篇一律。

1. 标准眉形

（1）弧度。眉的弧度曲线基本上与眼平视时上睑缘的弧度相平行，有时眉尾与外眦间的距离可稍宽。

（2）眉头。眉头的位置和形态对文眉的效果至关重要。眉头应位于内眦角的正上方，用眉笔将鼻翼与内眦角两点相连接，其延长线与眉毛相交的点即为眉头的位置。

（3）眉峰。即眉的最高点，位于眉头至眉梢全长的中外 1/3 交界处。用眉笔垂直于眉毛，嘱受术者正视前方，笔杆的边缘与黑眼球的外侧边缘重合，眉笔与眉毛相交的位置为眉峰。

（4）眉梢。由眉峰向外下方呈现自然弧度，眉梢的尽头应在同侧鼻翼与外眦连线的延长线上。

2. 不同脸形的眉形设计　每个人的脸形都各不相同，一般将脸形大体分为椭圆形、圆形、长形、方形、三角形、倒三角形和菱形。要根据不同脸形的特点，进行相应的眉形设计。

（1）椭圆形脸。应选择稍平的圆弧形、柔和、微弯的自然眉形。

（2）圆形脸。眉形应适当上扬，有一定的斜度，以适当拉长脸形的视觉效果；不适合选择弧度过大的眉形，否则会显得脸形更圆。

（3）长形脸。应选择平直眉，眉梢不可翘起和有弯角，眉峰不能过于明显，从而使面部显得较为丰满。

（4）方形脸。应选择微吊眉，眉形要呈上升趋势，宜长而突出，圆弧形眉能缓和面部的棱角。

（5）三角形脸。又称山字形脸，脸形上窄下宽，宜描画出柔和、平缓、稍粗的眉形。

（6）倒三角形脸。选择有弧度的弯眉可使面部显得饱满些，眉毛不宜过粗。

（7）菱形脸。不适合弧度大的眉形，选择平直的眉形显得更轻松、自然。

（二）眉色的设计

原则上眉毛的文刺颜色应根据受术者的肤色、发色、年龄、职业等因素综合选择，眉毛的颜色要浅于发色和眼线色。眉色的选择和搭配要深浅结合，为了让眉头与眉峰等处整体过渡自然，尽量不要用单独一种色料来完成文饰。眉毛的颜色浓淡除了色料的因素外，还与文刺的针法疏密和文刺皮肤层次的深浅有关。

（1）肤色白、头发偏黄者，眉色宜浅淡，可选择以咖啡色为主、略加黑色的色料。

（2）肤色黑、发色偏黑者，眉色应适当浓些，选择深咖啡色加黑色的色料。

（3）年轻人富有青春活力，皮肤有光泽，头发顺滑、有光泽，眉色宜略浓些，可选用深咖啡色色料。

（4）中年人沉稳，皮肤与头发的光泽度略差，眉色宜浅淡，可选择以中咖啡色为主的色料。

（5）老年人皮肤松弛，头发花白、缺少光泽，眉色宜浅淡，可选择灰咖色色料。

五、文眉术操作

（一）术前准备

（1）术者排除各种文饰禁忌证，并请受术者做好心理准备。

（2）签订文饰知情同意书并拍照备案。

（3）文眉器械的准备与调试。检查文眉机或手工笔。在安装文眉机的文饰针和针帽时，以针尖外露 0.5～1.0 mm 为宜。然后接通电源，调节转速，试行运转。手工笔在安装过程中针片应稍向上倾斜，与针柄约成 120° 角。

（二）操作步骤

1. 设计理想的眉形　美容医师应与受术者在自然光源下面对面坐好，仔细观察受术者的肤色、眉色、发色及脸形、眼形是否对称。观察受术者在安静状态下和相互交谈过程中其面部及眉部表情肌的活动度，同时了解其年龄、职业、性格、爱好等客观因素，迅速判断并构思出较适宜的眉形。在双方均满意的前提下，画出并确定眉形，修掉眉形以外多余的眉毛，即可着手开始文饰。

2. 彻底消毒眉部

（1）操作者戴好口罩及消毒过的橡胶手套。

（2）所用文眉针最好一人一针，用后即弃，以防止交叉感染。

（3）用 0.1% 苯扎溴铵棉片擦拭眉部皮肤，行局部消毒。

3. 调配色料　调配与受术者肤色、眉色、发色深浅相宜的色料。

4. 麻醉　文眉时受术者大多只感到轻微疼痛，可以耐受，故一般无须麻醉。对于敏感、耐受性差的人可用浸过 0.5%～1.0% 丁卡因注射液或 2% 利多卡因注射液的棉片敷于眉区皮肤上 10～15 分钟，行表面麻醉，或者在文饰过程中涂敷麻醉药。对个别患者可用 2% 利多卡因注射液行眶上神经阻滞麻醉或眉区浸润麻醉。

5. 文刺操作　美容医师取双侧侧面位或单侧对面位，右手握文眉机或手工笔，针尖蘸取少量药液，顺着眉毛的生长方向按照一定的文饰手法进行文饰，注意用力要均匀。文刺过程中，需反复用蘸有消毒液的棉球（或生理盐水棉球）擦去浮色和渗出液，以便观察着色情况。一侧文好后，用同法文另一侧。

6. 检查　双侧操作结束后，应仔细观察眉形，检查高低、长短、深浅是否对称，若不对称，应立即调整。

7. 确认效果和应用抗生素　文刺完毕，请受术者自己检查，确认满意后可在局部涂抹一层薄薄的抗生素软膏，以防止感染。

（三）术后护理

（1）术后 3 天内勿污染创面，局部不可沾热水，以防脱色。

（2）术后 3~7 天局部结痂，痂皮要自然脱落，脱痂后颜色会比术后即刻略浅淡。

（3）术后 2 周内禁止用粉底覆盖术区或用其他颜色的眉笔描画，以免色素被皮肤吸收而发生颜色改变。

（4）嘱受术者术后 1 个月左右来补色一次，半年内可行第 2 次补色。

（5）术后应随时修剪掉眉形以外的眉毛，以保持理想的眉形。

六、文眉术的操作原则、注意事项、不良反应及其处理

（一）文眉术的操作原则

1. 在眉形设计上　要与受术者的年龄、职业、肤色、脸形相匹配。年轻女性的文色可深些以体现青春活力。受术者的年龄越大，文色越应自然、浅淡。

2. 在文眉操作中　要宁短勿长、宁浅勿深、宁慢勿快、宁窄勿宽、宁轻勿重。

3. 在着色比例上　眉头轻，眉峰重，眉尾稍轻；眉下缘重，眉上缘轻。

4. 在皮肤肤质上　中性、干性皮肤易着色，手法操作应轻些；油性皮肤不易着色，手法可稍重些。

（二）文眉术的注意事项

（1）切忌画框填色文眉，否则眉形会过于死板、不自然。

（2）切忌刮光眉毛再文，要在原眉形浓密稀疏的基础上进行修饰调整和文饰。

（3）文饰要稳、准、轻巧，既要遵循一定的原则，又要灵活多变。

（4）切忌针尖对着患者的眼球，以防"飞针"。

（5）眉毛的形态要依据眉毛的长势进行设计，颜色过渡应自然，衔接要流畅。

（6）眉形设计要在自然光充足的地点进行，以利于观察受术者的肤色、发色和眉色。

（三）文眉术后的不良反应及处理

1．感染　多由创面修复期内不注意清洁卫生，文饰后未按要求涂擦抗生素药膏引起。处理方法：创面每天清洁、换药，口服或肌内注射抗生素直至痊愈。

2．脱色　油性肤质者以及术后1周内用洗面奶清洗眉区或结痂过厚者都容易发生脱色。处理方法：术后1个月可进行补色。

3．局部过敏反应　文饰术后出现红肿、渗液、瘙痒等现象，多是由于对文眉液过敏。处理方法：术前详细询问受术者有无过敏史；术后若出现过敏反应，口服抗过敏药，待皮肤红肿消退后行激光洗眉术。

4．局部肿胀、淤血　由文饰过程中刺入皮肤过深造成组织损伤和微小血管出血引起。处理：一般无须治疗，2~3天即可恢复正常。

第六节　文眼线术

一、眼睑的解剖结构

上、下眼睑的游离缘称为睑缘，可分为前缘和后缘（或称前唇和后唇），宽约2 mm，长25~30 mm，表面光滑。前唇钝圆，以睑缘皮肤为界；后唇锐利，呈直角，紧贴眼球，其内侧以睑结膜为界。前、后两唇以一灰白色线为界，此线称为睑缘灰线或缘间线。前唇生有睫毛，后唇的正前方有睑板腺开口，睑板腺开口与睫毛根部之间正是上睑缘灰线所在位置。近内眦部的上、下睑缘各有一乳头状隆起，中央有一小孔，称为上、下泪小点，为上、下泪小管的开口，系泪液排泄通路的起点。

二、文眼线术的意义

文眼线术又称文美睫线，正常皮肤生理中没有眼线，只有上、下睑缘灰线，文出的眼线实际上是睫毛的投影。也就是说，文眼线术是沿着睑缘和睫毛根部来文刺。文眼线术可以让眼部轮廓更加清晰，增加睫毛的浓密感，使眼睛显得更大，让人看起来神采奕奕。

三、文眼线术的适应证和禁忌证

（一）适应证

（1）睫毛稀少、睑缘苍白、眼睛黯淡无神者。

（2）重睑者或眼形不佳者。

（3）重睑术后重睑过宽、长期不能恢复者。

（4）眼袋术后下睑过宽者。

（5）长期佩戴角膜接触镜者。

（6）因职业要求或求美者个人喜好而期望文眼线者。

（二）禁忌证

（1）患有眼部疾病者，如睑缘炎、睑腺炎、结膜炎患者。

（2）眼袋术后下睑缘严重外翻者。

（3）单睑或上睑松垂者不宜文上眼线，但可在重睑术后文上眼线。

（4）某些原因引起的眼球外突明显者。

（5）本人对文眼线犹豫不决者。

（6）过敏体质、瘢痕体质者或其他不能耐受手术者。

（7）精神状态异常者。

四、眼线设计

（一）眼线设计的原则

设计眼线时要遵循以下原则：前细后宽（近内眦处为前，近外眦角为后），前浅后重；形随眼变，不离睫毛；睁眼有神，闭眼无痕。

（二）标准眼线的位置

1. 上眼线的位置　在上睑睫毛根部及稍外侧，一般不超过最后一排睫毛。文上眼线时，线条的起角位置从距外眦约 3 mm 处开始，向最后一根睫毛的尖端上翘并逐渐变浅、变细至自然消失，在上翘开始位置的上方设计成下弧线，角度变化的位置是线条最粗的位置，宽度约为 3 mm。上眼线的内侧线条下方贴紧睫毛根部和皮肤的结合处向内眦方向延伸，从角膜内侧（直视时）开始逐渐变浅、变细直至自然消失。线条的全长（除上翘部分以外）约为睑缘长度的 80%。

2. 下眼线的位置　位于下睑睫毛根部内侧与灰线之间。文下眼线时，从外眦灰线的尽头处开始，向皮肤一侧加粗，宽度为 1.0 ～ 1.5 mm。下眼线向内眦延伸并逐渐变细，至虹膜（即"黑眼球"）下方开始逐渐变浅直至自然消失。眼线的全长约占睑缘全长的 70%，其长度不能超过上眼线的长度。

（三）标准眼线的粗细

由于上睑睫毛长而浓密，下睑睫毛短而稀疏，因此，文眼线时，上眼线应文得色深而宽些，下眼线应文得色浅而窄些，上、下眼线的内侧文得细而淡些，外侧应文得粗而深些。具体来讲，上眼线内窄外宽，比例约为 3∶7；下眼线内窄外宽，比例约为 1∶3；上、下眼线的粗细比例约为 7∶3。

随着现代美容文饰技术和审美的变化与发展，许多求美者做眼线文饰时选择只文饰上眼线，以使眼线显得更加自然、淡雅。

（四）眼线的形态

眼线的基本形态原则上应符合正常睫毛的分布规律。上眼线应自内眦部向外眦部逐渐加宽，至尾部微微上翘。尤其对于年龄大、眼睑皮肤松弛下垂的人，更应根据不同情况调整眼线尾部。下眼线的形态可前后基本一致，表现为细直、流畅的形态，也可在下睑缘中外 1/3 处略文得深而宽些，一般下眼线的颜色较上眼线稍淡。

（五）不同眼形的眼线设计

1. 标准眼　又称杏眼，眼睛位于标准位置上，特点是睑裂宽度比例适当，眦角较钝圆，显得英俊俏丽。眼线应顺应眼形进行文饰，不宜过宽或过于夸张。

2. 丹凤眼　内眦角大于外眦角，外眦略高于内眦，睑裂细长、内窄外宽，呈弧形展开。黑眼球与眼白露出适中，眼睑皮肤较薄，具有东方人的特征，形态清秀可爱。文眼线时，上、下眼线的收角略向下，下眼线稍向下方延伸。

3. 圆眼　又称荔枝眼。睑裂较高宽，睑缘呈圆弧形，黑眼球、眼白露出多，使眼睛看起来又圆又大。眼线应文得细长，上、下眼线中端内收，有增长睑裂的效果。

4. 小眼睛　睑裂较小，文眼线时上眼线应文得深些，下眼线文得细且淡些。上、下眼线尾部不交会，产生睑裂增大的感觉。

5. 单睑　睑裂的上下高度偏低。上眼线应文得稍粗，眼尾稍宽并稍拉长，下眼线近内眦处文得稍细，逐渐加宽至眼尾并将眼尾处的眼线稍向外拉长，视觉上有放大眼睛的效果。

6. 肿眼泡　眼睑皮肤显得肥厚，皮下脂肪过于丰满，眼部的立体感减弱。文眼线时，上、下眼线均应内窄外宽，眼尾要适当拉长，以增强眼睛的立体感而使之显得灵活有神。

7. 八字眼　外眼角低于内眼角，文眼线时要尽量将上、下眼线调整在同一水平上，上眼线尾部稍加宽且上挑，使下垂的外眼角上提。

（六）文眼线的色料及配色

文眼线所用色料的颜色取决于受术者的皮肤和虹膜的颜色。由于东方人的虹膜多为黑褐色，皮肤颜色偏黄，所以文眼线所用色料原则上以黑色为宜，这样文出的眼线与虹膜及皮肤的颜色相对和谐。因此，黑色眼线液适用于绝大多数人。对于肤色白、虹膜为浅褐色的女性，可加入少量咖啡色色料进行调配。

五、文眼线操作

（一）术前准备

（1）排除各种文饰禁忌证。

（2）签订文饰知情同意书并拍照备案。

（3）文饰器械的准备与调试。眼线的文饰多采用文眉机，术中着色快、损伤小，术后恢复快。

（二）操作步骤

1. 局部消毒　用无刺激的消毒液（如 0.1% 苯扎溴铵溶液）消毒睑缘及睑部等。

2. 眼线设计　根据眼形进行眼线设计。

3. 麻醉　见本章第四节。

4. 文眼线的操作方法

（1）调整文眉机的针尖，使针尖露出 0.5 ~ 1.0 mm，接通电源后调试。

（2）多采用线条续段法，以"进三退二"的方式沿上、下眼线的标准位置从内侧向外侧反复多次文刺。深度为 0.3～0.7 mm，以见到微细血珠为宜，用消毒棉球随时擦拭浮色以观察上色情况。文刺时手要稳，运针力度要一致，深浅要适度，边文边擦，先文出细线条，再逐渐加宽成所需形状，力求文出的线条圆润、流畅、自然。

（3）文刺完毕，用氯霉素滴眼液冲洗双眼，文刺的部位再薄涂一层抗生素眼膏以防感染。

（三）术后护理

（1）术后 3 天内要注意清理创面并薄涂消炎修复药膏以促进修复。

（2）术后 24 小时内可用毛巾包裹冰块进行 20～30 分钟的间断冷敷，以帮助消除局部肿胀，禁止热敷。

（3）术后 2 天内可用凉水洗脸，但不可沾热水，不用洗面奶，以防脱色。

（4）局部因注射麻醉药而淤血者，术后 2 天可做热敷以消除淤血。

（5）术后勿用手揉搓眼部，1 周内禁止游泳和蒸桑拿，以防人为使痂皮脱落，要待 3～7 天后自然脱痂。

（6）术后 3 天内每天早、晚用氯霉素滴眼液滴眼 1 次。

（7）术后 1 个月到半年内可进行补色。

六、文眼线术应遵循的原则和注意事项

（一）文眼线术应遵循的原则

（1）在眼线设计上，应使眼线前细后宽，前浅后重，形随眼变，不离睫毛；应力求睁眼有神、闭眼无痕且自然的效果。

（2）运笔时应用力均匀，层次一致，线条流畅，先文细线，逐渐加粗。

（3）对年轻女性，文眼线时线条应略粗，文色应略深；对中年女性，线条应略细，文色应略淡。

（4）油性肤质上色慢，要多擦拭浮色，随时观察。

（二）文眼线术的注意事项

（1）叮嘱受术者在操作中禁止随意抬头或做大的动作，以免文眉针误伤眼球。

（2）切忌文满上、下睑缘，避免触及睑缘后部而破坏睑板腺开口。

（3）切忌上、下眼线尾端延伸过长而显得过于夸张。

（4）切忌试机时对着面部（尤其是眼部），防止出现"飞针"。

（5）切忌上、下眼线尾端在外眦部相交。

（6）切忌文刺过深，造成洇色。

（7）随时擦除浮色，以免多余色料进入眼内。如有色料入眼，要迅速用生理盐水冲洗，冲洗干净后滴入氯霉素滴眼液。

第七节　文唇术

一、唇的形态和美学标准

（一）唇的形态

口唇颜色红润、形态柔美娇艳可彰显女性风采。理想的唇形应是口唇轮廓清晰，大小与脸形相适宜，唇角微翘，整个口唇富有立体感。

口唇的形态因种族、个体、性别等而呈现出不同的特征。如白种人的口唇较薄，黄种人的口唇稍厚，黑种人的口唇最厚。即使同种族之间也存在群体或个体差异。一个大小、厚薄都很理想的标准唇形并不一定适合所有人，不能脱离每个人的具体特征。只有与脸形相配、与五官协调、与性格气质相符的唇形才能产生动人的美感。

（二）唇的美学标准

唇的美学标准是上唇厚度为 5~8 mm（男性比女性厚 2~3 mm），下唇厚度为 10~13 mm，口裂宽度男性为 45~55 mm，女性为 40~50 mm。

二、文唇术的适应证和禁忌证

（一）文唇术的适应证

（1）唇形不理想、左右不对称者。

（2）唇色不佳者。

（3）唇部外伤或唇部整形术后留有瘢痕者。

（4）唇红线不规则、不明显、不整齐者。

（二）文唇术的禁忌证

（1）唇部有急、慢性炎症者。

（2）患有皮肤病、过敏体质及瘢痕体质者。

（3）厚唇、突唇者，文唇线会夸大缺陷。

（4）患有高血压、心脏病、糖尿病、传染病等全身性疾病而不能耐受手术者。

（5）处于妊娠期或月经期的女性。

（6）犹豫不决、精神不正常或期望值过高者。

三、唇形设计

正常端美的唇形，其位置、形态、大小、颜色应与鼻、眼和脸形相匹配、协调。上唇的唇谷位于中央，两侧唇峰对称而等高，与口角的距离相等，唇谷、唇峰形成的角度适中，唇弓曲线起伏流畅。下唇唇缘曲线弧度平缓，略呈平舟底状。唇珠位于上唇中央，其大小、形态与唇形相协调。上唇唇红中央的高度为 5~8 mm，下唇唇红中央的高度为 10~13 mm。在唇线的设计中，不论是纠正厚唇、薄唇还是一般情况下的文唇线，都应在原唇形的基础上，紧贴唇红线进行文饰，向内或向外不能超过唇红线 1 mm，否则会形成二重唇，影响美感。

四、文唇术的操作常规

（一）术前准备

见本章第一节。

（二）操作步骤

1. 清洁、去角质　彻底清洁唇部，并去除唇部角质，以保证上色均匀。

2. 消毒唇部　用 0.1% 苯扎溴铵溶液由内到外至少消毒 3 次，以防感染。

3. 设计唇形　首先用唇线笔描画出标准的唇形，经过标记笔或适当的文刺固定出一个新的唇形，在此唇形基础上填补文刺全唇。

4. 麻醉　见本章第四节。

5. 操作方法　安放文饰针，牢固安装针套（针尖外露 0.5~1.0 mm 为宜），接通电源后试机，调节转速。在牙齿与唇间放置消毒棉片，以防色料进入口腔时因习惯性的吞咽动作而引起不适。术者左手固定唇部皮肤，右手握持装有单针或三针的文眉机，采用线条续段法文饰整个唇线。在文饰过程中边文边擦拭浮色以查看留色效果，文刺至唇线成形后，再将文眉机换成排针，行文全唇术。术中注意进针深浅要一致，力度要均匀。全唇文色均匀一致后可敷文唇色料 3～5 分钟以使色素均匀渗透，然后擦掉浮色。术后常规涂抹抗生素软膏以预防感染。

（三）术后护理

（1）术后 24 小时内间断冷敷，以消除局部肿胀。

（2）术后嘱受术者每天有意识地活动口唇，如嚼口香糖、多说话或做嘟嘴等动作，以加速唇部消肿和恢复。

（3）每天早、中、晚 3 次局部涂抹抗生素软膏以预防感染并滋润唇部，以防唇部干裂、脱皮，空气干燥时可视情况多次涂抹，但要少涂、勤涂，以免导致痂皮过厚而引起脱色。

（4）术后 1 周内禁止吃热、烫、辛辣的食物，多吃蔬菜、水果。

（5）术后避免汤汁碰触到唇部创面，以免出现着色而影响唇色。

（6）餐后用淡盐水或清水漱口，保持唇部清洁。

（7）术后可连续 3 天口服阿昔洛韦片以预防口唇疱疹。

（8）术后 3～7 天脱痂，唇线颜色变浅，术后一个半月至半年之内可视情况补色 2 次。

五、文唇术应遵循的原则和注意事项

（一）文唇术应遵循的原则

1. 在唇线设计上　要求形随峰变，不离原唇，弧度优美，曲线流畅。

2. 在运笔上　要宁浅勿深，宁慢勿快，力求一致。

3. 在着色分布上　唇线宜略深，全唇颜色宜略艳。先文唇线，再文全唇。

4. 唇形与其周围结构的关系上　人中长者，上唇略画厚；人中短者，上唇略画薄；下颏比例小时，唇略画小；下颏比例大时，下唇略画大。

5. 在年龄层次上　年轻女性的文色可略艳，中年女性的文色应略暗。

（二）文唇术的注意事项

（1）切忌文唇线时使用斜刺手法，否则会造成洇色。

（2）切忌操作遍数过多而造成唇部肿胀、淤血。

（3）切忌唇线外扩过多、形状夸张，防止造成"血盆大口"现象。

（4）切忌文刺过深而造成瘢痕。

（5）全唇色料应调配后使用，并将每位受术者的色料调配比例记录在档案中，以备补色时参考。

（6）文饰器具应严格消毒，文饰前进行口腔消毒。

知识链接

文唇术后为什么有返色期？

刚做完文唇术后唇色鲜艳饱满，可是1周左右痂皮脱落后颜色就变淡了，这是为什么呢？其实文唇术会经历4个过程：上色、结痂、返色、补色。在操作过程中，文饰器具要将色料刺入皮肤表皮层，形成一个创面，因此会结痂。痂皮一般于术后5～7天自然脱落，个别患者的痂皮脱落较慢，与其自身皮肤的愈合能力有关。文唇术后唇下的皮肤黏膜组织进行修复，待修复完成后，唇部才会呈现正常颜色。文唇术从上色至返色完成需要28天左右，这时如果唇色不理想或颜色太浅，即可进行补色微调。

六、文唇术的常见不良反应及处理

1. **口唇疱疹** 口唇疱疹多由病毒感染所致，呈粟粒至绿豆大小不等，多密集成片分布。文唇术后的口唇疱疹多数从术后第3天开始出现，也有少数人在文唇术后7天才出现，结痂后易造成唇部着色。处理方法：抗病毒药，连续应用3～5天。

2. **感染** 表现为唇痂厚积，有黄色分泌物流出，局部疼痛明显，肿胀显著，周围皮肤红肿。预防方法：术后进餐时禁止汤汁等污染创面，保持局部干燥，以消除适于细菌滋生的环境。处理方法：涂抹红霉素软膏可使肿胀明显减轻，且利于唇痂干燥和缓解疼痛。

3. **唇部着色过深** 在文唇过程中，刺入皮肤过深、时间过长或色料进入血管等因素可导致唇部颜色紫黑或颜色深浅不均。处理方法：一部分受术者在1～3个月内可自行修复自愈。对不能自愈的受术者可采用激光分期治疗，使唇部逐步褪色。

4. **色料过敏** 文唇后色料造成组织过敏，表现为唇部红肿、有渗出液、瘙痒、疼痛、脱皮，唇部黏膜发硬，病程长，久治不愈。处理方法：可进行抗过敏治疗，急性期后可用激光去除过敏原，即用激光去除文唇色料。

5. 唇形不理想或不对称　由术前唇形设计偏斜或操作过程中出现误差所致。对于轻度的唇形不对称，可用化妆技巧将唇形调整对称，待一个半月后可行补色调整。

6. 文唇后唇色不理想　因为色料进入组织后与血液或组织内的蛋白质结合而发生颜色改变，所以术前选用的颜色与文唇后出现的唇色是有一定差异的，如桃红色色料文后颜色变为红色偏粉。可待一个半月后行补色调整。

7. 文唇后唇色不均匀　在文唇操作过程中，刺入皮肤深度不均匀、去角质不完全，皮肤着色可能不均匀。处理方法：一个半月后进行再次文饰调整。

第八节　文身术

一、文身术的概念

文身术是将特定的色料刺入人体皮肤的局部位置，从而制作出花纹、图形或文字，形成永久性的标志。文言文中称之为"涅"，俗称"刺青"，因为旧时文身术是通过手工操作将单色色料刺入皮肤，在恢复后图案颜色多呈现青色。文身具有一定的文化背景，它伴随着人类发展的过程而不断演变和发展，在现代人中被赋予时尚、个性的定义。

二、文身的分类

常见的文身包括美容文身、标记性文身和外伤性文身。

1. 美容文身　通过改善外观、掩饰缺陷、扬长避短、以假乱真、修饰美化，创造出局部美感和整体之美。常见的美容文身技术包括文眉、文眼线、文唇等，还包括文眼影、文腮红、文胡须、文头发、文鬓角、文乳晕、文美人痣、文瘢痕等。

2. 标记性文身　根据人们的意愿和喜好，在体表某个部位文刺出各式的图案，或为满足某种政治、军事、经济活动的需要而进行的文饰。这类文身图案可文在人体的肩、臂、胸、背等处，甚至全身。它体现了某种民族风格或者代表了某种身份，也可作为追求某种信仰的标志，或被看作是一种表现在人体上的形体美的绘画艺术，反映个人的情感与追求。

3. 外伤性文身　由于某种原因造成的外伤，如皮肤的划伤、扎伤或爆炸伤等使带有颜色的炭粉、铁粉等进入皮肤伤口，愈合后留下明显的形态各异、深浅不一的异物性色素斑。

三、文身术的适应证和禁忌证

（一）适应证

（1）身体因外伤等留有瘢痕而需要遮盖者。

（2）求美者的个人喜好。

（二）禁忌证

（1）妊娠期、哺乳期、月经期女性不宜文身。

（2）酗酒者，因其血液循环快，容易发生较严重的出血。

（3）患有高血压、糖尿病、甲状腺疾病者。这类患者易出血，创面不易愈合。

（4）各种皮肤病、传染病患者。

（5）患有先天性心脏病而不能耐受手术者。

（6）瘢痕体质、过敏体质者。

（7）未满 18 岁者。

（8）犹豫不决者。

四、文身操作

（一）准备文身用品和用具

1. 文身机　因文身术的操作时间长，表皮较面部厚，因此应选用专用的电动文身机。文身机一般由针头、色料的管道系统、电机、脚踏板组成。文身机的动力较文眉机更强，机器更能耐受长时间的文饰操作。因文身图案的配色繁复，各种配套的针具也较文眉针更加多样化。

2. 图案设计　可选择文身专用图案，也可根据个人喜好用电脑制作、打印出各种花纹或图案并复制到文身专用的转印纸上。

（二）消毒

文身面积大，损伤大，一定要对文身器具、文饰部位和周围皮肤进行严格的消毒，避免出现感染。

（三）麻醉

一般小面积文身可不麻醉；对文身面积大、对疼痛敏感的受术者，可在简单地文饰轮廓线后用 1%～2% 的丁卡因注射液或 2% 利多卡因注射液局部外敷 10～15 分钟以减轻痛感。

（四）具体操作

1．图案的转印　将选定的图案转印在文刺部位，转印线条要清晰、完整、无缺线，以保证文饰效果。

2．调试文身机　安装合适的用于文刺轮廓的圆三针或单针，调试到待工作状态。

3．文线条轮廓　将转印好的图案线条勾勒在受术者身上。文刺时，针尖应露出1.5～2.0 mm，刺入深度为0.8～2.0 mm；针与皮肤的角度约为90°或稍倾斜，倾斜方向与线条移行方向保持一致。一般先文饰右下角的线条，然后向上移动文饰，以免在文饰过程中擦掉轮廓线而影响图形效果。

4．上色　勾画好线条后，根据图案线条的颜色先上深色，再上浅色。一般先将整个图案上的某种颜色填完再更换另一种颜色，使上色效果具有整体性。

5．擦拭出血并按压止血　根据不同部位和受术者的身体状况，出血情况不同。出血后要及时擦拭，以免血液与色料融合而影响显色效果。

6．涂抗生素药膏　文饰部位薄涂红霉素软膏以预防感染。

五、文身术的注意事项

（1）尽量文在肌肉厚实、平整的部位，如肩部、背部等，不要文在脂肪和肌肉少的部位，如肚脐、脚踝处，以免图案变形或疼痛较重。

（2）文身术后3～7天文身部位会有一些痂皮脱落，不要自行揭掉痂皮，1周后即可恢复。

（3）文身术后尽量避免暴晒，以免褪色。如需补色，要在3个月后进行。

知识链接

结痂的薄厚与文饰留色的关系

为什么有些文饰术后看上去没有结痂？其实不是没有结痂，只是结痂相对较薄，不容易被发现而已。从外观上来讲，如果结的痂过厚，在结痂期间受术者会感觉不美观；而薄痂如果不是特别注意的话是基本不会被发现的。在留色方面，结薄痂者脱痂后的留色效果比结厚痂者要好，因为厚痂脱痂会脱去很多色素。所以，若想让文饰的留色更好，那么一定不能让创面结痂过厚。在文饰时要注意不能文饰得过深，以免损伤严重而引起痂皮过厚。在术后护理时不可厚涂修复软膏，软膏变干、粘于皮肤表面时要及时清理后才可再次涂擦。

第九节　不良文饰的修复方法

美容文饰术操作是将美学、审美、医学、绘画等紧密结合的一门艺术操作。实施文饰术的医师不仅要有高超的技能手法，还要有较高的美学修养，通过自身精湛的技术为受术者增加美感。如果技艺不精或审美出现偏差，就会适得其反，给受术者造成不良的外貌和心理影响。有些文饰随着时间的推移、自身年龄的增长、社会审美观念的变迁，也会出现令受术者感觉效果不理想的情况。

一、常见不良文饰的主要表现

（1）文饰的颜色与理想的颜色不一致。

（2）文饰的颜色经过时间的推移出现变色。

（3）文饰的形状发生改变或受术者不喜欢。

（4）文饰后出现泅色。

二、不良文饰的修复方法

（一）空针密文褪色法

1．原理　用文眉机（或文身机）不蘸任何色料，在局部皮肤上来回划动，人为地造成表皮机械性损伤，待数日后皮肤表面的结痂自然脱落，颜色即可变淡。

2．适应证

（1）文刺颜色过深。

（2）对文饰的局部效果不满意者。

3．操作方法

（1）用文饰用笔标记出要修改的部分。

（2）清洁、消毒。用75%乙醇或0.1%苯扎溴铵溶液进行局部消毒。

（3）调试文眉机（或文身机）。安装新针，不蘸色料，在局部文饰图案不理想的部位用空针来回刺划。针法应比较致密，刺入的深度不宜过深，一般为 0.5～0.8 mm。

（4）术后用敷料按压创面 5~10 分钟以减少出血，文饰完毕后涂抗生素软膏。

（5）嘱受术者术后 1 周左右待自然脱痂后复诊，以观察褪色情况，必要时可在术后 3 个月左右再次操作。

4．术后护理

（1）术后在创面表面薄涂抗生素软膏，创面无须覆盖。

（2）术后保持皮肤创面清洁和干燥，一般术后 7~10 天结痂会自然脱落，脱色部位颜色变浅。

（二）脱色剂褪色法

1．原理　脱色剂褪色法是通过空针密文褪色法操作形成表皮机械性损伤后，涂擦化学脱色剂进行腐蚀脱色，待数日内皮肤表面结痂后，颜色变浅。

2．适应证

（1）文饰颜色过深者。

（2）局部线条不理想者。

3．操作方法

（1）画出要修改部分的标记线。

（2）局部清洁、消毒。

（3）用文眉机（文身机）空针密文数遍，将少许渗血用消毒棉球擦去。

（4）用棉签蘸取脱色剂擦拭创面，3~5 分钟后局部皮肤泛白。

（5）用棉签蘸取灭菌生理盐水清洗脱色剂。

（6）术后创面薄涂抗生素软膏。

4．术后护理　术后皮肤表面渗出液较多，24 小时后可清洁创面 1 次。保持皮肤创面清洁和干燥，1 周内不得沾水，一般术后 3~7 天结痂，1~2 周自然脱痂。嘱受术者脱痂后复诊，通常可见脱色部位颜色变浅，视情况可于 3~6 个月后再次褪色 1~2 次。

（三）遮盖修复法

1．原理　用近似肤色的色料文刺以遮盖原来的颜色。

2．适应证　局部某一点、某一较小部位的文刺效果不理想者。

3．操作方法　操作方法与正常文饰一致。

4．术后护理　术后创面保持清洁和干燥，1 周左右痂皮自然脱落，1 个月后可行第二次遮色。注意遮盖修复后的文饰不能进行激光脱色。

（四）再文饰法

1. 原理　再次文饰，把不理想的颜色或形状转变成喜欢的颜色或形状。这种方法对皮肤伤害小，安全系数高。

2. 适应证

（1）适用于原文饰形状较好，但颜色不理想的文饰。

（2）适用于原文饰形状过细的情况，可通过再次文饰加宽。

3. 操作方法

（1）调整形状。在原有图形的基础上稍做调整，使之形状更美观。

（2）转色。如果原来的颜色较深，需要用肤色与浅色色料调整文饰，将其变成浅色，以便遮盖。

（3）遮盖。选用肤色色料和白色色料交替文饰在需要去除的部位，使需要去除的部位被完全遮盖住。

（4）调色和文饰。将色料调试出要文出的理想颜色，并向其中加入适量的土黄色色料以防变色，然后文饰。

4. 术后护理　术后涂擦抗生素药膏，创面保持清洁和干燥。1周后痂皮自然脱落，1个月后可以进行第二次遮色。

（五）电灼褪色法

1. 原理　电灼褪色法是指利用电针使组织蛋白质气化、炭化、凝固变性，从而达到去除不良文饰的目的。

2. 适应证

（1）文饰形状不佳者。

（2）文饰颜色异常、过重、洇色者。

（3）文饰后对形态、色泽不满意者。

3. 操作方法

（1）术前签署手术知情同意书。

（2）对皮肤进行常规消毒，行局部浸润麻醉。

（3）接通电源，电灼深度不可超过1 mm，边操作边用棉球擦拭，直到原文饰变浅或消失。

（4）用纱布按压止血。

4. 术后护理

（1）创面涂少许烧伤软膏。

（2）保持创面清洁、干燥，术后可进行理疗，以促进创面愈合。

（3）术后 1～2 周痂皮自然脱落。

（4）如果一次电灼的效果不佳，间隔 3 个月至半年可行第二次去除操作。

（六）手术切除法

1．原理　手术切除不良文饰处的皮肤。

2．适应证

（1）文饰的形状、颜色不理想者。

（2）文饰颜色过深或变色，激光等其他方法的修复效果不理想者。

（3）各类修复方法遗留有颜色深浅不一，形状、粗细不均，增生性或萎缩性瘢痕者。

（4）要求彻底去除原有文饰者。

3．术前准备与操作方法

（1）签署手术知情同意书并拍照备案。

（2）手术设计。根据不同部位进行设计，如切眉术操作时要保留部分毛发并且可以同时去除部分松弛的皮肤。

（3）手术方法。常规消毒、铺巾，行局部浸润麻醉。按预先的设计进行切除缝合。若皮肤有张力，可在两侧皮缘下分离，从而保证在无张力下缝合。缝合后切口处涂抗生素药膏，不包扎，保持伤口干燥、无污染，5～7 天后拆线。

4．注意事项

（1）设计手术方案时要征得受术者同意，在其满意后方可实施。

（2）严格执行无菌操作，避免感染而造成瘢痕。

（3）缝合时要注意减张缝合，切口对合整齐，以免出现明显的瘢痕。

（七）激光去文饰法

1．原理　激光通过毫秒、微秒级的超脉冲时间，瞬间可以透过皮肤的表皮，使皮肤内部的色素颗粒瞬间被粉碎。浅层的色素颗粒随表皮代谢移行至体外，另一部分深层的色素颗粒则被人体的巨噬细胞吞噬后随代谢排出体外。

2．适应证

（1）对文饰的颜色、形状不满意者。

（2）文饰术后出现洇色者。

（3）用其他方法修复后效果不理想者。

3．禁忌证

（1）多次清洗文饰而表皮变薄者。

（2）文饰过深者。

（3）瘢痕体质者。

4．操作方法

（1）术前准备。签署手术知情同意书并拍照备案。

（2）清洁、消毒。用0.1%苯扎溴铵溶液局部消毒。

（3）麻醉。多数患者可耐受Q开关激光治疗，一般无须麻醉。对疼痛耐受性较差者可用1%～2%利多卡因注射液行局部浸润麻醉或局部涂抹5%复方利多卡因乳膏（EMLA）。

（4）手术操作。可根据不同颜色的图案，采用波长为1064 nm、755 nm、694 nm的Q开关激光治疗。治疗时，先以由低到高的能量激光测试受术者对治疗的耐受能力及组织的反应，调节至合适的能量再进行治疗。正常反应为治疗后皮肤即刻变白伴点状出血。

5．操作注意事项

（1）操作时能量不要过高，以防愈后出现瘢痕。

（2）洗眼线时应用角膜保护液，防止眼部受伤。

（3）少数病例术后会出现色素沉着，3～6个月后自行消退，不必用药。

（4）对于曾经用过遮盖修复法以去除文饰的受术者，效果不佳。

6．术后护理

（1）术后压迫止血，并用冰袋冷敷患处，以减轻术后疼痛与肿胀。

（2）创面涂抗生素药膏，伤口可暴露或加盖敷料，保持创面清洁、干燥。

（3）注意防晒，避免日光暴晒。

（4）术后局部不能沾水，避免出汗，有渗液时应及时治疗，防止感染加重。

（5）不要摩擦受术部位以免出现感染。

（6）痂皮应自然脱落。

（7）根据文饰的深浅、程度和部位不同，可能需要多次治疗。

（8）激光治疗后，如需重新补文，应在2～3个月后进行。

思考题

（1）美容文饰的原则和常用方法有哪些？

（2）美容文饰的常用麻醉方法有哪些？

（3）文眉术、文眼线术、文唇术、文身术的适应证和禁忌证分别是什么？

（4）不良文饰的常见修复方法有哪些？

（周晓宏）

参考文献

1. 张信江，边二堂. 医疗美容技术. 2版. 北京：人民卫生出版社，2020：6-24.

2. 胡玲，陈敏. 美容医疗应用技术. 武汉：华中科技大学出版社，2017：80-118.

3. 裴名宜. 医疗美容技术. 北京：人民卫生出版社，2010：227-270.

第三章　激光美容技术

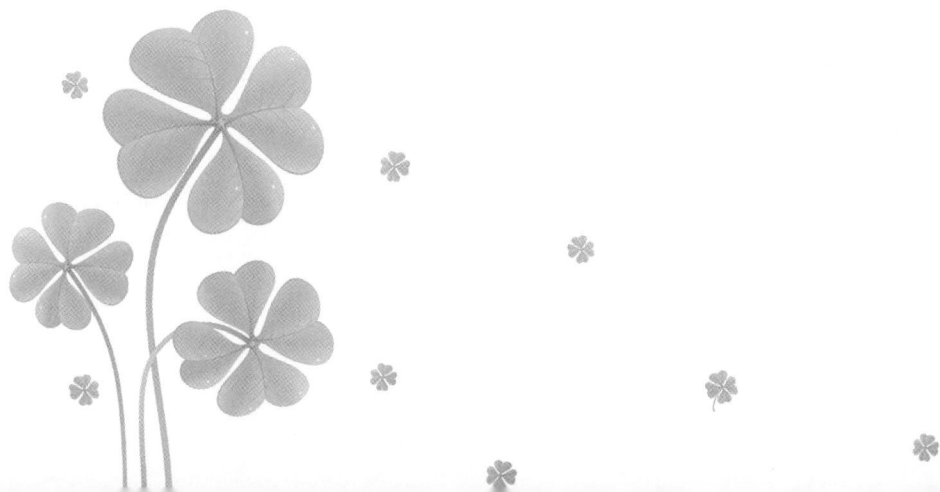

第一节　激光美容概述

一、激光的概念

激光是指受激后释放并且放大的光（light amplification by stimulated emission of radiation），每个单词的首字母构成的缩写即为其英文名称"laser"。原子中的电子在吸收能量后从低能级跃迁到高能级，再从高能级回到低能级时，能量以光子的形式被释放出来。激光和普通光一样都是主要由光子组成的，不同之处在于激光的光子具有高度一致的光学特性。因此，激光相比普通光源具有更高的单色性、方向性和亮度。

二、激光的原理

1. 受激吸收（简称吸收）　当处于较低能级的粒子受到外界激发（即与其他粒子发生了有能量交换的相互作用，如与光子发生非弹性碰撞）而吸收了能量时，粒子会跃迁到相对较高的能级。这种跃迁即称为受激吸收。

2. 自发辐射　当粒子受到激发而进入激发状态（该状态不是粒子的稳定状态），如果存在可以接纳粒子的较低能级，即使没有了外界的作用，粒子也会有一定的概率自发地从高能级的激发状态（E_2）向低能级状态（E_1）跃迁，同时可以辐射出能量为（$E_2 - E_1$）的光子，光子的频率（v）为（$E_2 - E_1$）/h。这种辐射的过程就被称为自发辐射。大多数原子以自发辐射的方式发出的光不具有相位、偏振态及传播方向上的一致性，这就是物理上所说的非相干光。

3. 受激辐射和光放大　1917 年爱因斯坦提出，除了自发辐射外，处于高能级（E_2）的粒子还可以通过另一种方式跃迁到较低的能级（E_1）。他提出当频率为（$E_2 - E_1$）/h 的光子入射时，也会诱发粒子以一定的概率迅速地从高能级跃迁到低能级，同时辐射出 2 个与外来光子相位、频率、偏振态及传播方向都一样的光子，这个过程被称为受激辐射。

可以设想，如果大量的原子处在高能级（E_2）上，当其中有一个频率为（$E_2 - E_1$）/h 的光子入射时，就会诱发 E_2 上的原子产生受激辐射，从而可以得到 2 个特征相同的光子，这 2 个光子再激发高能级（E_2）上原子，又使得其产生受激辐射，这样就可以得到

4 个特征完全相同的光子，这就意味着原来的光被放大了。像这样在受激辐射过程中产生并且被放大的光就被称为激光。

三、激光的基本特性

激光是具有特殊性质的光，具有以下 4 种特性：单色性、相干性、高方向性以及亮度极高。

1. 单色性 光的颜色由光的波长（或频率）决定的，不同的波长对应不同的颜色。普通光源发射的光子的频率不一样，所以颜色各不相同。而激光发射的光子具有相同的频率，因此激光有良好的单色性，这也为激光被应用于临床治疗提供了可能。

2. 相干性 光的相干性可分为时间相干性和空间相干性。激光发出的光同时具有时间相干性和空间相干性，也就是说光波是同方向、同时间和同空间的。因为受激辐射产生的光子在相位上是一致的，加上谐振腔的选模作用，激光束横截面上的各点之间有着固定的相位关系，所以激光的空间相干性非常好。正是因为激光为我们提供了最好的相干光源，才有了激光器的问世，从而促使相干技术获得了飞速发展，并出现了全息技术。

3. 高方向性（定向发光） 激光器发射出来的激光是朝一个方向射出的，光束的发散度非常小，大约只有 0.001 弧度，接近于平行。激光的定向发光特性在医学上的应用主要是利用激光能量在空间上高度集中，从而可以将激光束制作成激光手术刀。此外，平行性越好的光束经过聚焦得到的焦斑尺寸越小，加之激光还具有良好的单色性，经聚焦后不会出现色散和像差，从而使光斑尺寸进一步缩小，可以达到微米级以下，甚至可以作为切割分子或细胞的精细"手术刀"。

4. 亮度极高 光的亮度是指光源表面在单位面积上、单位时间内，垂直于表面的单位立体角内发射出来的光的能量。因为激光在时间、空间上高度一致，大量的光子集中于一个极小的范围内射出，产生极高的能量密度，所以其亮度极高。

四、激光的类型

1. 按频率分类 红色激光、蓝色激光、绿色激光。

2. 按激光介质的成分分类 介质为气体（如 CO_2、氩气和准分子激光）、介质为液体（如脉冲染料激光）、介质为固体（如半导体激光、翠绿宝石激光、铒：钇 – 铝石榴石激光和红宝石激光）。

3. 按激光束的脉冲特征分类　连续激光、脉冲激光、质量开关（Q开关）激光。

4. 按强度分类　如一级、二级等。激光的级别越高，则强度越大，要求采取的保护措施就越严格。

第二节　激光的生物学效应

激光的生物学效应是指激光作用于生物组织后产生热、压力、光化和电磁场等一系列物理、化学及生物学变化的现象。

激光的生物学效应与激光的性能、所作用的生物组织的性能以及激光与生物组织的作用时间和方式等有关。激光的强弱不同，产生的生物学效应也不相同（图3-2-1）。一般认为激光可以产生5种生物学效应（图3-2-2）。

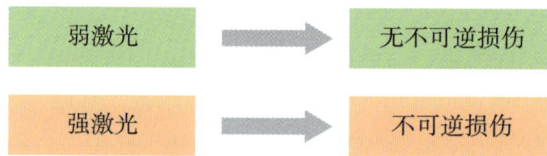

图 3-2-1　不同强度激光的生物学效应

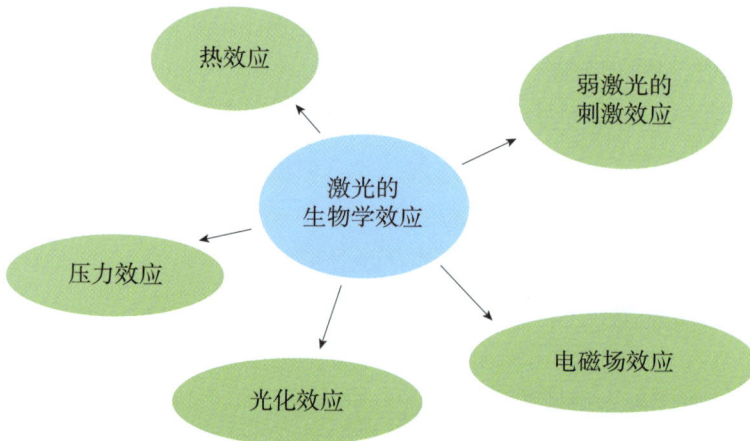

图 3-2-2　激光的生物学效应

1. 热效应　激光对生物体的热效应主要通过 2 种途径来实现。第一种是碰撞产热。生物组织吸收可见光和紫外激光后，受激的生物分子可将其获得的光能通过多次的碰撞转换为邻近分子的平动能、振动能和转动能，从而使受照体的温度升高。第二种是吸收产热。生物组织吸收红外光后，光能转换成生物分子的振动能和转动能，从而使温度升高。生物组织的红外吸收区域主要在 $2.8 \sim 6.3\ \mu m$。

热效应的强弱不仅与激光的功率密度、生物组织受照射的面积及时间有关，还与生物组织对光的热传导率、比热及吸收率有关。

2. 压力效应（机械效应）　激光的压力效应是指当激光照射到生物组织上并被其吸收时，如果能量密度超过某一特定的阈值，生物组织就会气化并伴随机械波的产生。如果能量密度低于该阈值，则只会产生机械波。光子不仅有质量还有动量，所以当光子撞击生物体时必然会对受照处产生一定的压力，即光压（又称一次压力）。激光束照射在生物体上的能量在短时间内转换成热能，产生生物体上物质蒸发、组织热膨胀和组织液从液态到气态的变化等现象。这一系列物理变化所产生的压力作用称为二次压力。激光是一种高强度光源，它能对生物体产生一次压力和二次压力。

3. 光化效应　光化效应是指光使得生物体在其作用下发生生物化学反应的效应，生物体的这种反应称为光化反应。生物体之所以能够生长、发育、繁殖，光化效应发挥着重要的作用。在生物温度下，光可以让某些生物化学反应以相当的速率进行。和普通光源相比，激光可使生物体的光化反应更加迅速、易控、有效和广泛。

光化反应的全过程可分为 2 个阶段：原始光化反应和继发光化反应。一个反应分子吸收一个光量子而被活化，就会发生一个化学反应，即为原始光化反应。在原始光化反应中形成的产物大多数是有高度化学活性的中间产物，如自由基、离子或其他一些不稳定的产物。这些不稳定的产物将继续进行化学反应，直到形成稳定的产物，这种光化反应就称为继发光化反应。

4. 电磁场效应　激光是电磁波，以电磁场的形式作用于生物体。而生物体具有电导和电容，在激光电磁场的作用下会发生如电致伸缩、受激布里渊散射、受激拉曼散射等变化，这些变化统称为激光的电磁场效应。

5. 弱激光的刺激效应　当弱激光照射到生物体时，其不会对生物组织产生不可逆的损伤，而是产生低功率微波、超声等理疗作用，可以改善血液循环、促进新陈代谢、调节免疫、促进组织修复等。目前，弱激光的刺激效应的机制尚不清楚，可能是生物体吸收光能后其组织发生了理化反应和生物反应。

第三节　皮肤的光学性质

一、皮肤的结构

人体的皮肤（图 3-3-1）由表皮、真皮、皮下组织、皮肤附属器、神经、血管、淋巴管和平滑肌组成。

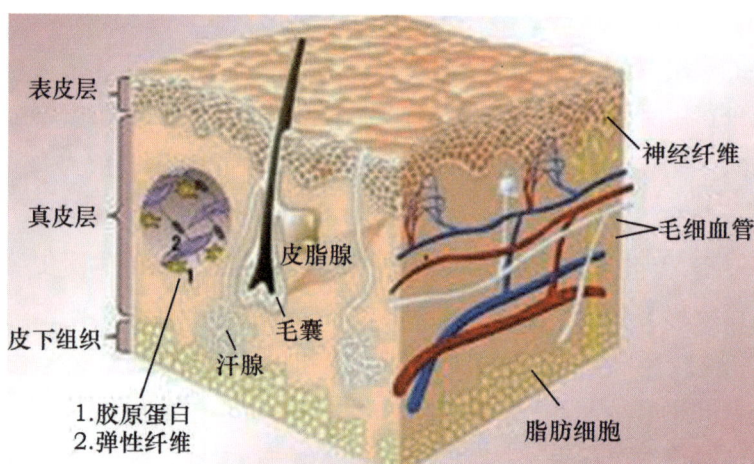

图 3-3-1　皮肤的结构

皮肤覆盖在人体表面，是人体的一个重要防线，尤其是角质层发挥着十分重要的作用。从面积和质量上讲，皮肤是人体中最大的器官，成人皮肤的总面积为 1.5 ~ 2.0 ㎡，厚度为 0.5 ~ 4.0 mm（不包括皮下组织），质量约占人体体重的 16%。一般来说，男性的皮肤比女性的厚。此外，眼睑、外阴等处的皮肤最薄，颈部、手掌和足跟等处的皮肤最厚。健康的皮肤柔润光滑，具有良好的弹性，表面呈弱酸性，pH 值为 4.5 ~ 6.5。

（一）表皮

表皮无血管，有游离的神经末梢，由外向内依次为角质层、透明层、颗粒层、棘层和基底层（图 3-3-2）。

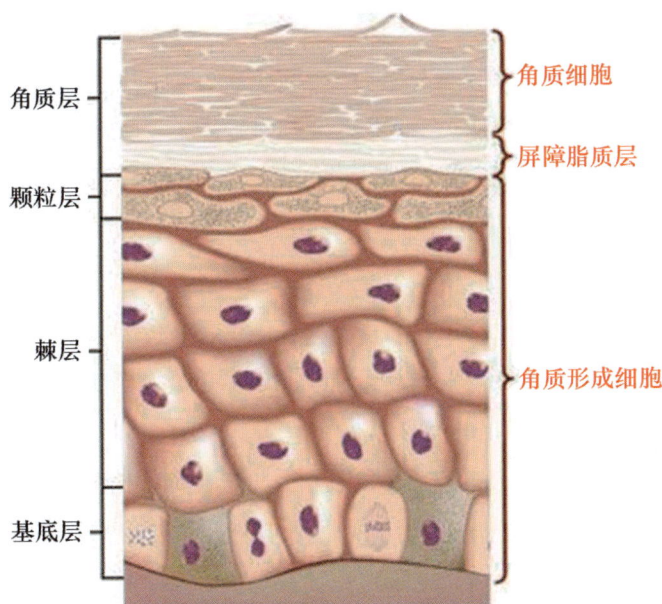

角质层 ——— 角质细胞

——— 屏障脂质层

颗粒层 ———

棘层 ——— 角质形成细胞

基底层 ———

图 3-3-2　表皮的结构

1. 角质层　位于表皮的最浅层，由多层已死亡的角质细胞组成，俗称死皮。角质层具有抗摩擦、防止体内组织液外渗的作用，还可以防止体外化学物质及细菌的侵入。角质层的再生能力非常强，角质细胞内含保湿因子，能有效防止表皮水分蒸发，具有超强的吸水性。足跟处皮肤的角质层最厚，腹壁皮肤的角质层最薄。

2. 透明层　这一层的细胞界限不清，细胞开始衰老、萎缩，细胞核已退化、溶解成无色透明状，光可以透过透明层。只有手掌、足底等角质层较厚的部位才有透明层。

3. 颗粒层　由 2 ~ 4 层细胞核已经萎缩的菱形细胞组成，内含角蛋白颗粒，明显分布于掌跖处等部位。颗粒层能阻断光线的反射，防止异物侵入，同时过滤紫外线。

4. 棘层　棘层与基底层合称为生发层。该层由 4 ~ 8 层带棘的多角形细胞组成，是表皮中最厚的一层，细胞棘突特别明显。该层细胞具有分裂增殖能力，可以不断地产生新的细胞，并一层层地往上推移。各个细胞间有空隙，用于储存淋巴液，以供给细胞营养。

5. 基底层　位于表皮的最深处，呈栅栏状排列，是表皮中分裂、增殖能力最强的一层细胞。当表皮有破损时，基底层细胞就会增殖、修复，从而使皮肤不留瘢痕。每 10 个基底细胞中就有 1 个透明细胞，即黑素细胞，其细胞核非常小。黑素细胞位于表皮与真皮交界处，其作用主要是产生黑素颗粒。

（二）真皮

真皮包含乳头层与网状层。真皮主要由结缔组织构成，包括胶原纤维、弹性纤维及基质。此外还有其他组织，如神经、血管、淋巴管、毛囊、皮脂腺及汗腺等，还有少数细胞成分，如成纤维细胞、淋巴细胞和肥大细胞。

1. 乳头层　这一层靠近表皮，向表皮隆起形成大量乳头。该层内的胶原纤维排列得不规则，弹性纤维和网状纤维较少。乳头内除了有纤维和细胞外，还有毛细血管和触觉小体。

2. 网状层　位于乳头层的深层。乳头层与网状层无明显的界限。网状层主要由粗大的胶原纤维构成。胶原纤维之间有较多的弹性纤维。弹性纤维能使皮肤伸展后恢复正常。随着年龄的增长，弹性纤维变性而失去弹性，皮肤变得松弛，出现皱纹。网状层内的细胞成分较少，主要有血管、淋巴管、神经及其感受器、毛发、汗腺、皮脂腺和竖毛肌等。

（三）皮下组织

皮下组织又称皮下脂肪层，由脂肪小叶及脂肪间隔组成。皮下组织是一层较疏松的组织，是一个天然的缓冲垫，能很好地缓冲外来压力，还能够储存能量，并作为热绝缘体。皮下组织还含有丰富的血管、淋巴管、神经、汗腺以及毛囊。

（四）附属器

皮肤附属器是指毛发、毛囊、汗腺、皮脂腺及指甲（趾甲）等。

二、激光在皮肤处的表现

激光照射在皮肤处的主要表现有反射、散射和透射。

（一）反射

皮肤表面较粗糙，加之各部位皮肤的颜色、组织的含水量、血流情况及血红蛋白含量也各不同，因此会对入射的光线产生强烈的漫反射，镜面反射比较少。有 4%～6% 的光会在角质层被反射出去，这部分光不会进入皮肤，也不会产生生物学效应。

（二）散射

激光进入皮肤组织后，因为皮肤结构的不均匀性，光的方向发生改变。散射可以发生在各个不同的方向。

散射非常重要，因为它能迅速降低能量密度，增加靶色基的吸收，从而在组织上产生临床效应。波长增加，散射减弱，使其成为理想的媒介而作用于深层的皮肤结构，如毛囊。600～1200 nm 的波长是治疗皮肤疾病的最佳波长，该波长范围的光在皮肤处不仅散射少，而且能很好地限制光被生物体内的色基吸收。

（三）透射（又称传导）

光传导到皮下组织主要依赖于波长。波长较短（300～400 nm）的光被散射，穿透深度不超过 0.1 mm。波长较长（600～1200 nm）的光能穿透得更深一些，因为它们较少发生散射。透射在临床治疗中没有任何意义，因为透射代表激光能量没有被吸收，所以不能起到任何作用。但是在临床治疗中应当注意，治疗区下面如果有重要器官（如眼），治疗者必须考虑激光是否会透射并对下方重要器官造成不良后果。

三、光与组织的相互作用

激光能否被吸收主要取决于其波长。如果想要通过激光改变靶组织的结构，激光除了被吸收外还必须有足够的能量。光可以通过下列途径对组织产生影响：光刺激、光动力反应、光热和光机械作用。

1. 光刺激　有一些实验证实低能量激光能加速伤口的愈合，尤其是低能量密度的激光，目前其机制尚不完全清楚，可能是通过改善组织的血液循环或通过刺激而增强组织的胶原合成来实现的。

2. 光动力反应　这一反应构成了光动力疗法的基础。适量的光源可诱发 2 种反应，即光氧化反应和即刻细胞毒素反应。光动力疗法也可以针对生物体内的色基，例如临床上针对痤疮丙酸杆菌中的色基应用蓝光照射以杀灭痤疮丙酸杆菌，从而使痤疮得到缓解。此外，光动力疗法还可以用于治疗血管性疾病。

3. 光热和光机械作用　临床上应用选择性光热作用来治疗皮肤血管畸形、去除文身或某些良性色素沉着性病变以及脱毛。该理论假定，如果设定的波长在靶组织与周围组织间的吸收系数差异足够大，能量密度足够高以至于光能够破坏靶组织，且脉冲宽度（简称脉宽）小于或等于热弛豫时间，那么光就可以选择性地损坏靶色基而不损伤周围组织。热弛豫时间是指受热靶组织温度降低一半所需时间。

波长为 400 ~ 800 nm 的激光的反射率及透射率都随着波长的增加而增高，故其波长越长，吸收率越低。不同波长的光在皮肤组织中的吸收部位不同（表 3-3-1）。

表 3-3-1　不同波长范围的光在皮肤组织中的吸收部位

波段	波长 /nm	吸收部位
紫外线 B 段和 C 段	180 ~ 315	表皮浅层，白种人可达生发层
紫外线 A 段	315 ~ 400	真皮上部
可见光	400 ~ 700	真皮、皮下组织
红外线光谱 A	700 ~ 1400	真皮、皮下组织
红外线光谱 B、红外线光谱 C	> 1400	表皮角质层

四、皮肤中的靶色基在治疗中的重要性

激光主要通过光热作用有效破坏靶组织（病变组织），但是靶组织在受热的同时会将热量传导至周围组织，因此在治疗时如何减少热传导从而避免周围组织损伤（可进一步导致瘢痕形成等）是一个至关重要的问题。针对不同组织中的靶色基，只要选择合适参数（波长、脉冲持续时间、能量）的激光，就既能保证对病变部位最有效的治疗，又对周围正常组织的损伤最小。

要充分体现靶色基在治疗中的重要作用，则必须掌握 3 个重要的条件。

1. 波长　血红蛋白有很多不同的吸收峰值，而黑色素的吸收随着波长的逐渐增加而减少。光在真皮中的散射受到波长的影响较大，波长越短吸收越多，波长越长吸收越少。所以必须考虑靶组织的深度。

2. 能量密度　能量密度是指单位面积内光的能量。

3. 热弛豫时间（TRT）　热弛豫时间只与靶色基的大小有关，与靶色基的大小成正比。热弛豫时间从几纳秒（文身粒子）到几百毫秒甚至更长（腿部小静脉）不等。

组织中吸收光的色基（吸收光产生热量）并不是靶组织，光能被色基吸收后传导到

远处靶组织从而使其破坏。在激光脱毛过程中，毛干中的黑色素和毛基质细胞是光吸收物质，而峡部的干细胞（也可能是乳头部的血管）就是远处的靶组织。靶组织被损伤的时间称为热损伤时间（TDT），只有热损伤时间大于热弛豫时间时热量才能从色基传导到整个靶组织中。

五、选择性光热作用的原理

选择性（激光的选择性吸收）：皮肤细胞中含有色素、水分以及氧合血红蛋白等，每种细胞吸收的波长都是特定的，这种现象就被称为选择性吸收。例如：氧合血红蛋白（红色）吸收波长为 595 nm 的染料激光，黑色素（黑色）吸收波长为 532 nm 的 Nd：YAG 激光，水分（无色）吸收波长为 2940 nm 的铒激光。

光热作用：黑色素、血红蛋白及水分吸收的激光能量被转化成热能，此即激光能量与皮肤组织之间的相互作用，被称为光热作用。

选择性光热作用包含 3 个基本条件（图 3-3-3）：第一，选择能够作用到靶组织并能被靶组织充分吸收的波长，这就需要考虑该波长的激光被靶组织的选择性吸收以及能作用到靶组织的深度；第二，激光的脉冲持续时间必须小于或等于靶组织的热弛豫时间；第三，选择能够破坏靶组织却不引发并发症的合适的能量。

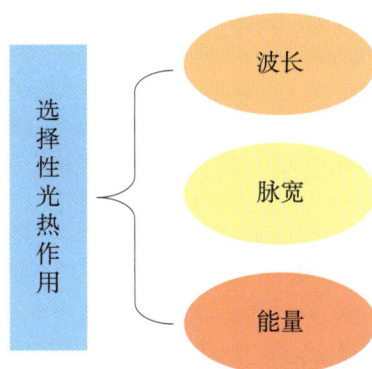

图 3-3-3 选择性光热作用的 3 个基本条件

如果想将治疗过程中的热损伤局限在靶组织内，必须选择一种能最大限度地被靶色基吸收而周围组织不吸收的光源，这是取得治疗效果非常关键的一点。激光的脉冲宽度必须小于靶组织的热弛豫时间（TRT），这样靶组织在吸收了激光的能量后，热能没有足够的时间传导到周围组织，从而避免对周围组织造成损伤，这是选择性光热作用的精髓之一。某些靶组织（如毛囊）对光的吸收不一致，选择性光热作用原理能较好地解释激光脱毛作用。

第四节　常用的美容激光简介

一、激光剂量

1. 物理剂量　激光物理剂量的四要素如图 3-4-1 所示。

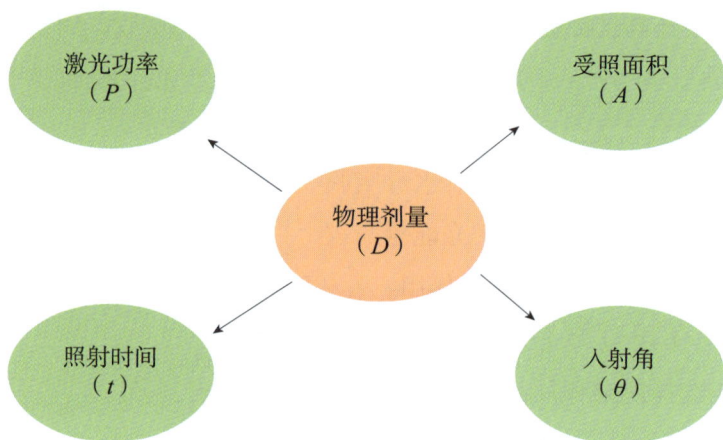

图 3-4-1　激光物理剂量的四要素

　　物理剂量（D）等于激光束垂直照射在单位面积的生物组织上的功率（$\frac{P}{A}$）与照射时间（t）的乘积，即 $D=(\frac{P}{A}) \times t \times \cos\theta$，单位为 J/cm^2，即激光的能量密度，又称激光流量（简称流量）。

　　P：连续激光用激光功率计直接读出；脉冲激光应用能量计记录其单个脉冲的能量，用宽频示波器记录每个脉冲的脉冲宽度和峰值功率。

　　A：目测法测量激光打在黑色相纸上的焦斑直径，或用仪器测定。

　　t：连续激光用计时器记录即可，对脉冲激光还需记录其脉冲宽度和重复频率（即单位时间内的脉冲个数）。

　　θ：激光束与受照面之间的入射角，通常要求垂直照射，否则要测量出其入射角。

2. 生物剂量　生物组织吸收激光的能量后，根据所产生的生物组织反应的强弱程度进行分级，这种分级称为生物剂量。生物剂量因不同个体、同一个体的不同部位、不同的波长、不同的工作方式而不同。

二、常用的美容激光治疗仪

1. 激光治疗参数　脉冲激光的参数包括脉宽、脉冲间隔、重复频率及平均功率等。

（1）脉宽。指脉冲波的峰值降至一半时所对应的 2 个时间差。在脉冲能量固定的情况下峰值能量与平均功率和脉宽成反比。激光流量可调激光是指脉宽可调的激光。如果脉冲激光的作用太强，可将脉宽调长；如果作用太弱，则将脉宽压缩。这为临床治疗血管性和色素性皮肤病带来了方便和灵活性。脉宽为毫秒级的称为长脉冲，脉宽为微秒级的称为短脉冲，脉宽为纳秒级的称为超短脉冲。

（2）脉冲间隔。是指两个相邻脉冲之间的停顿时间。脉冲间隔必须小于靶组织的热弛豫时间，以使靶组织的热量能够不断积累，从而达到有效的治疗温度；但同时又必须大于周围正常组织的热弛豫时间，使正常组织充分散热，避免损伤周围的正常组织。

（3）激光脉冲的重复频率。是指单位时间内的脉冲数量（简称重频或者频率）。目前大多数激光设备可调节重复频率。

（4）平均功率。一般较峰值功率要低几个数量级，大多数激光设备给出的是平均功率。

2. 美容激光治疗仪的分类

（1）根据工作物质分为固体激光治疗仪、气体激光治疗仪、液体激光治疗仪以及半导体激光治疗仪等。固体激光治疗仪和气体激光治疗仪出现得最早，它们的输出功率大且稳定，使用方便，效率高，耗材少。液体激光治疗仪的工作物质多、输出功率大、光学性质好，不足之处是需要不断地更换染料、耗材多、保养复杂且效率较低。半导体激光治疗仪体积较小、价格低、效率高且寿命长。

（2）根据激励方式可分为光泵式激光治疗仪、电激励式激光治疗仪、化学激光治疗仪及核泵浦激光治疗仪。

（3）根据运转方式可分为连续激光治疗仪、单次脉冲激光治疗仪、重复脉冲激光治疗仪、调 Q 激光治疗仪、锁模激光治疗仪、单模和稳频激光治疗仪、可调谐激光治疗仪。

（4）根据输出波段范围可分为远红外激光治疗仪、中红外激光治疗仪、近红外激光治疗仪、可见激光治疗仪、近紫外激光治疗仪、真空紫外激光治疗仪以及 X 线激光治疗仪。

常见的美容激光治疗仪的参数及适应证见表 3-4-1。

表 3-4-1　常见美容激光治疗仪的参数及应用

激光治疗仪种类	工作物质	波长 /nm	运转方式	主要吸收靶组织基团	适应证
氩	氩	488 或 514（蓝或绿）	连续	血红蛋白	鲜红斑痣、毛细血管扩张症
KTP	磷酸钛氧钾	532（绿）	脉冲	血红蛋白	浅表血管扩张、鲜红斑痣
Nd：YAG	钇 – 铝石榴石	532（绿）	Q 开关	黑色素、文身颗粒	表皮色素增加性皮肤病、红色文身
			长脉冲	血红蛋白	浅表性血管疾病
		1064（红外）	Q 开关	黑色素、文身颗粒	皮肤色素增多，蓝色、黑色、绿色文身
			长脉冲	毛囊黑色素	毛发增多
			连续		深部组织凝固
		2940（红）	脉冲	水	细小皱纹、磨皮、高精度的组织切割
铜蒸气（溴化亚铜）	铜	578 或 510（黄或绿）	准连续	血红蛋白	鲜红斑痣的光动力学治疗
闪光灯泵浦脉冲染料	不同的有机溶液可供选择	400～510（绿）	脉冲	黑色素、文身颗粒	色素增多、文身
		585（黄）	脉冲	血红蛋白	浅表血管性疾病
		630（黄）	脉冲		浅表血管性疾病、体表恶性肿瘤
金蒸气	金	628（黄）	准连续		浅表性血管疾病、体表恶性肿瘤
红宝石	红宝石晶体	694（红）	Q 开关	黑色素、文身颗粒	皮肤色素增多，蓝色、黑色、绿色文身
			脉冲	毛囊黑色素	毛发增多
翠绿宝石	紫翠玉晶体	755（红外）	Q 开关	黑色素、文身颗粒	皮肤色素增多，蓝色、黑色、绿色文身
			脉冲	毛囊黑色素	毛发增多
CO_2	CO_2 气体	10 600（红）	水		非特异性组织破坏
高能 CO_2	CO_2 气体	10 600（红）	水		细小皱纹、细小瘢痕的磨削、高精度的组织切割

3．美容激光治疗仪的管理　激光治疗具有一定的风险性，因此管理上应该严格遵循质控要求及相关规章制度，从而充分保障患者的安全，最大限度地避免或减少医疗事故的发生。

（1）对操作人员的管理。激光治疗从业人员必须具备执业资格；从事激光治疗的医师应有一定的皮肤科临床经验，需经过正规培训并掌握激光的基本知识、激光治疗仪的技术参数和操作方法；激光治疗从业人员应定期接受培训和再教育。

（2）激光操作室的管理。激光操作室应定期清洁或消毒，手术器械也应定期消毒；激光室要有良好的通风和照明条件，尽量减少能形成漫反射的物质；对进行 CO_2 激光、铒激光等治疗而易产生烟尘的激光室要安装吸烟尘装置；激光室的各类物品（包括病历资料）应由专人负责管理。

（3）设备的管理。所使用的设备应具有产品合格证和生产许可证，不得使用三无产品；设备的开启、操作、关闭必须遵循产品说明书的要求，治疗前确认设备的各项功能均处于正常状态；激光设备必须由专人管理，应定期进行维护、保养，且定期检查功率等参数；电源要经常检查和维修。

（李　科）

第五节　损美性疾病的激光治疗

一、色素增加性皮肤病的激光治疗

（一）表皮色素增加性皮肤病

1. 雀斑　雀斑是一种表皮色素增加性皮肤病，常在学龄期发病，表现为针尖或绿豆大小的褐色斑点，散在分布于两颊、下睑、鼻根部，也有患者的雀斑累及上睑、前额、鼻部、口周，甚至全面部（图3-5-1），压之不褪色。本病有一定的遗传性，患者有家族史。女性多见，青春期症状明显，妊娠期加剧，紫外线照射为诱因，常表现为冬轻夏重。本病的治疗手段很多，治疗后不易产生色素沉着，但是复发率很高，治疗后的防晒非常关键。

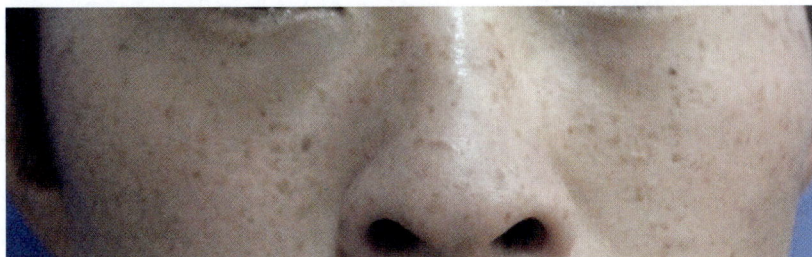

图 3-5-1　雀斑

雀斑的治疗手段较多，以下为临床中较常用的去除雀斑的方法。

（1）光子治疗。光子治疗的最佳适应证就是雀斑。治疗后雀斑的色泽会加深，产生薄痂皮，1周左右痂皮脱落后雀斑会淡化。若选择合适的参数，单次有效的治疗就可以取得较好的效果。但是一次治疗并不能完全去除雀斑，需要多次治疗，要点是治疗参数逐渐递增，使得作用加深。光子治疗仅仅对黑色素增多的部分产生表浅的烧灼作用，并不会产生其他作用。也就是说，光子治疗并不会产生面部美白的作用。雀斑患者通常皮肤白皙，其病变部位和正常皮肤之间的色差比较大，故光子治疗的效果比较好。随着治疗的进展，色差渐渐变小，还有一些合并晒伤和黄褐斑的患者，因雀斑与其他部位皮肤的色差小，所以效果较差。这种情况下不宜强行加大治疗能量，不能使非病变的部位也产生变化，否则很有可能造成严重的光斑印，出现结痂和暂时性的色素脱失现象。光子治疗后告知患者在严格防晒的同时定期复诊，做一些养护性的激光治疗以帮助色素清理。同时告知患者雀斑有复发的可能。

（2）Q开关红宝石激光。和光子治疗相比，Q开关红宝石激光治疗可以完全清除雀斑色素，一次治疗所取得的效果非常好。Q开关红宝石激光治疗后需要护理10天左右，如果没有适当地护理，患者可能会出现激光治疗后的色素沉着。虽然治疗后的护理相对烦琐，但是治疗效果可靠，1次治疗后色素可以完全消失，几个月到1年内少见复发，是一种非常值得推荐的治疗方法。如果患者注意防晒，则效果可以保持数年。

（3）Q开关翠绿宝石激光治疗。Q开关翠绿宝石激光可以有效地治疗雀斑。在雀斑的治疗效果上，Q开关翠绿宝石激光和Q开关Nd∶YAG激光（532 nm）没有太大的差别。因为雀斑是皮肤最表层的病变，所以激光束的模式以及穿透的深度对于疗效的影响不大。在治疗后一旦出现皮肤发白，几小时后就会形成痂皮，7～10天后痂皮脱落，同时上皮化完成。在此期间，可以使用软膏和纱布进行涂敷和保护，避免形成色素沉着。

（4）倍频Q开关Nd∶YAG激光（532 nm）。因为雀斑色素所在的层次浅，属于表皮斑，所以532 nm的波长完全可以穿透这个层次，加之黑色素对该波长的激光的吸收较好，所以该激光是大多数医师治疗雀斑时的首选。激光探头上有指示灯，将光斑调至合适的大小，治疗后照射部位即刻呈霜白色。只要治疗手段得当，7～10天脱痂，脱痂后治疗部位色斑淡化，短期内色素不会明显出现。

（5）超脉冲CO_2激光。因为雀斑是一种表皮斑，所以可以使用CO_2激光对病变进行削薄治疗，但是要注意不要烧灼得太深或者面积太大，以免造成热损伤。可以使用超脉冲CO_2激光治疗，该方法可调节的能量范围更大，同时可以更精准地控制温度，对治疗部位皮损的破坏更轻。

（6）皮秒激光。1 皮秒（ps）等于万亿分之一秒。光速约为 3.0×10^8 m/s，以光速 1 秒可以穿行近 30 万 km。以光速 4 ms 可以穿行约 1200 km，相当于 CO_2 激光；以光速 20 ns 可以穿行约 6 m，代表 Q 开关激光；那么在 600 ps 的时间内以光速可以穿行 18 cm，以光速 350 ps 可以穿行 10.5 cm。

传统意义上的激光作用原理主要是选择性光热作用，激光能量通过加热色素、文身颗粒，产生机械压力而将其粉碎；皮秒激光则是通过选择性光声作用原理，激光能量在更短时间内作用于色素颗粒，形成的振动波可以将颗粒震得更加细小，同时热弛豫时间更短，对周围组织的热损伤更小。

2. 咖啡斑 咖啡斑（图 3-5-2）是一种边缘规则的色素沉着斑，有时和多发性神经纤维瘤合并存在，为遗传性皮肤病。咖啡斑为淡褐色至深褐色的斑或斑片，像咖啡和牛奶的混合色，故又称咖啡牛奶斑。其大小从类似雀斑样斑点至直径 20 cm 或更大，呈圆形、卵圆形或不规则形状，边界清楚，表面光滑。咖啡斑可在出生时出现，亦可在出生后不久逐渐出现，并在整个儿童期中增多、增大。其可发生在身体的任何部位，不可自行消退。

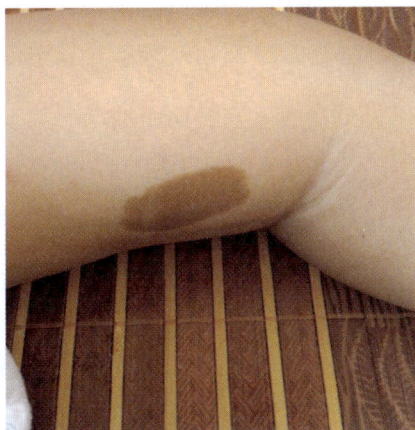

图 3-5-2 咖啡斑

咖啡斑的激光治疗与雀斑基本相同，对黑色素有效的激光均可用于治疗咖啡斑，但有时须多次治疗。同时，根据临床观察，边缘为锯齿形状的咖啡斑较容易治疗，边缘整齐、光滑的咖啡斑不容易治疗。

3. 脂溢性角化病 俗称老年斑，属于表皮斑，分布于表皮的基底层，由黑素颗粒聚集形成，黑素细胞的数目未发生变化；好发于中年及老年，面部与手背处居多。色斑直径一般为 0.2~1.0 cm，日晒后加重。其分为隆起型和平坦型。

（1）平坦型。可利用倍频 Q 开关 Nd：YAG 激光（532 nm）、Q 开关翠绿宝石激光和 Q 开关红宝石激光治疗。因为脂溢性角化病病变处色素的囤积层次浅，属于表皮斑，所以以上 3 种激光的波长完全可以穿透这个层次，加之黑色素对此波长激光的吸收较好，所以上述 3 种激光是大多数医师治疗脂溢性角化病的首选。激光探头上面有指示灯，将光斑调至合适的大小，治疗以后照射部位即刻呈霜白色。只要治疗手段得当，7~10 天脱痂。如果是完全平坦型，可以使用这个方法；但是如果合并哪怕是轻微的隆起，则治疗效果不佳。

（2）隆起型。对于隆起型的脂溢性角化病，治疗效果较好的是超脉冲 CO_2 激光。相比于雀斑的治疗，使用此方法治疗脂溢性角化病，需要烧灼的层次更深，同时要去除焦痂，将病灶完全去除干净，这样才不容易复发。

（二）真皮色素增加性皮肤病

太田痣是累及巩膜和受三叉神经支配的面部皮肤的青褐色斑状皮损，又称眼上腭部褐青色痣。本病的病因尚不明确。有学者认为太田痣可能是常染色体显性遗传病，是胚胎发育过程中黑素细胞从神经向表皮移行时停留在真皮所致。太田痣皮损多分布在三叉神经第一支、第二支所对应的区域。

本病女性多见。皮损为淡青色、灰蓝色、褐青色至蓝黑色或黄褐色的斑片或密集的斑点。斑片边缘常逐渐变淡。斑点呈集簇状分布，疏密不一。或中央为斑片，边缘为斑点。色素斑中偶可见粟粒到绿豆大小的、类似色素痣的小结节。皮损的颜色因日晒、劳累、月经期、妊娠期而加深。

治疗首选 Q 开关 Nd：YAG 激光（1064 nm）和波长为 1064 nm 的皮秒激光治疗。获得性太田痣是由位于真皮乳头层的黑色素形成的，应该使用穿透深度较大的、波长为 1064 nm 的激光。在眼部周围治疗时，最好使用眼球保护接触镜。治疗反应以紫癜或者轻微发白为主。治疗后局部皮肤特别敏感，应该避免外部的物理性和化学性刺激，卸妆时不要用力揉搓皮肤，应该尽量减少使用的化妆品的种类并严格防护紫外线照射，以免引起激光治疗后的色素沉着。一般在治疗后 6 个月内色素逐渐消退，有时会在治疗后 1 个月内出现比较明显的色素沉着，完全不必担心，色素沉着会逐渐消退。

二、血管性疾病的激光治疗

（一）皮肤血管瘤

皮肤血管瘤（图 3-5-3）是起源于皮肤血管的良性肿瘤，多见于头颈部皮肤，但黏膜、肝脏、脑和肌肉等亦可发生，常在出生时或出生后不久被发现。皮肤血管瘤在婴儿期增长迅速，以后可逐渐停止生长，有时可自行消退。不同文献报道的血管瘤的发病率数据不一致，为 0.3%～1%。本病是软组织肿瘤中最常见的一种，据文献报道，皮肤血管瘤占全部软组织肿瘤的 28%，男女发病比例为 1.2：1。皮肤血管瘤临床上一般分为 4 型：鲜红斑痣、草莓状血管瘤、海绵状血管瘤及混合性血管瘤。

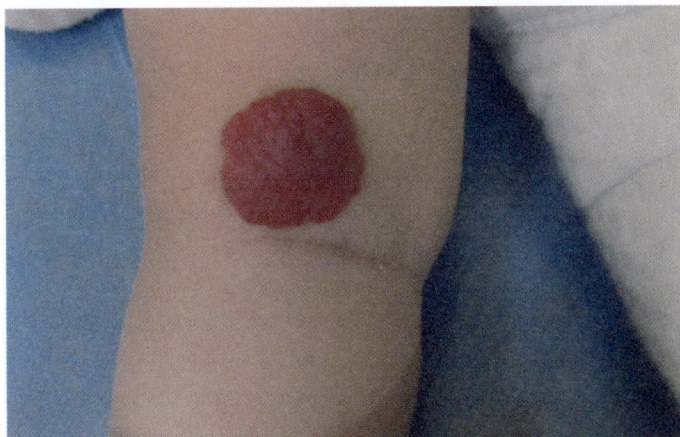

图 3-5-3　皮肤血管瘤

1. 鲜红斑痣　又称葡萄酒色斑、葡萄酒样痣或毛细血管扩张痣，俗称"红胎记"。本病系先天性毛细血管畸形，发病无明显的性别差异，大多数发生于幼儿期，发病率为 0.3% ~ 0.5%。

（1）临床表现。常在出生时或出生后不久出现，皮损初起为单个或数个大小不一的淡红色、红色或紫红色斑片，压之部分或完全褪色，呈不规则形，边界清楚，表面较平滑，一般不高出皮面，可见毛细血管扩张。皮损可发生于体表各部，但以面部、颈部和头皮多见，大多为单侧性，偶为双侧性，有时累及黏膜。一般随年龄的增长其颜色有所加深，亦可高出皮面或在其上发生结节状皮损。发生于枕部、额部或鼻梁部等身体中线上的皮损有时可自行消退。鲜红斑痣可伴发其他血管畸形，常见静脉曲张和动静脉瘘。发生于小腿和足部的鲜红斑痣可伴发痛性蓝紫色结节，此类鲜红斑痣可破溃。

（2）诊断。根据局限性边界清楚的红斑和紫红色斑，压之部分或完全褪色，可做出诊断。

（3）激光治疗。鲜红斑痣患者往往因美容目的而就诊治疗，所以应首选副作用少的激光或强脉冲光（intensive pulsed light，IPL；简称强光）治疗。治疗前常规进行皮肤消毒，局部用 2% 利多卡因注射液行浸润麻醉或外涂 5% 复方利多卡因（外覆食品保鲜膜 1 小时左右，使麻醉药显效）。对儿童患者，必要时可行全身麻醉。

1）倍频 Nd∶YAG 激光。YAG 激光（1064 nm）通过磷酸钛氧钾（KTP）晶体后，可产生频率倍增而波长减半为 532 nm 的绿色激光。这是目前临床上广泛应用的一种激光系统。同类型的设备中，较为优秀的是 VersaPulse 可调脉宽倍频 Nd∶YAG 激光系统，其脉冲宽度在 2 ~ 100 ms 可调，可为不同直径的血管提供针对性的治疗。该激光的优点是表浅血管不会破损，其长脉宽的激光能比较缓和地加热各种不同直径的血管，使之凝固。这种平缓加热的过程可大大减少对血管的机械性撕扯，从而避免皮下出血，患者较易接受。另外，VersaPulse 激光系统还配备有专门的蓝宝石冷却装置，可在治疗时同步进行皮肤冷却，使治疗时激光对皮肤的热损伤减至最低或不造成热损伤，因而副作用显著减少。采用这类激光时需要治疗 3～5 次，每次治疗间隔 1 个月左右。

2）强脉冲光。其治疗波长是 515～1200 nm 的连续光谱，利用不同波长的滤光片获得不同波段的光，常用的滤光片有 515 nm、550 nm、570 nm、590 nm、615 nm、645 nm 等。选用脉冲方式释放能量可使靶组织持续升温，而让表皮充分散热，以保证安全。

从治疗参数上讲，强脉冲光治疗血管性病变是非常合理的。强光光源不是激光，仍属于非相干光源（即普通光源）。但由于这种光源的能量高，经过滤光片后可获得所需的一段波长，在治疗参数上与激光相类似，同样是基于选择性光热作用原理进行治疗，所以在临床上强脉冲光也被视为与激光相似的治疗技术而被广泛应用和研究。

2. 草莓状血管瘤　草莓状血管瘤又称毛细血管瘤或单纯性血管瘤，是一种主要由毛细血管和小静脉构成的良性肿瘤。

（1）临床表现。皮损表现为 1 个或数个鲜红色、柔软的分叶状肿瘤，直径可达数厘米，表面呈颗粒状，形似草莓，边界清楚，压之不易褪色。草莓状血管瘤好发于面部、颈部和头皮，一般在出生后 3～5 周出现，初起为小的红色斑点，之后迅速增大，至 1～2 岁停止生长，此后逐渐退化。70%～80% 的草莓状血管瘤可在患儿 5～7 岁时完全自行消退，如果 7 岁前仍未见退化迹象，则消退的可能性不大。许多病例在其下方合并海绵状血管瘤。

（2）治疗。通过激光治疗、强脉冲光治疗、平阳霉素注射、手术、浅层 X 线照射，或磷、锶敷贴，或马来酸噻吗洛尔滴眼液封包湿敷等均可取得较好的疗效，可选择其中 1 种或 2 种方法。所有治疗方法中除了马来酸噻吗洛尔滴眼液封包湿敷外，强脉冲光或激光的副作用最小，因此，对于浅表的草莓状血管瘤，若封包湿敷无效，宜选择强脉冲光或激光治疗。由于草莓状血管瘤大部分可自行消退，因此早期是否要进行治疗尚无统一意见，多数学者倾向于对 5 岁以下的婴幼儿、皮损发展缓慢且面积小者不必急于治疗，但对发展快、消退可能性不大者则给予早期治疗。尤其是位于五官附近或外阴、肛周等部位的血管瘤，若增长迅速，将严重影响小儿的外貌、功能和发育，并对患儿的家长造成很大的心理压力，故应积极采取安全、有效的方法及早进行治疗。

1）治疗方法。常规消毒皮肤，局部用 2% 利多卡因浸润麻醉或外涂 5% 复方利多卡因乳膏（外覆食品保鲜膜 1 小时左右，使麻醉药显效）。对儿童患者，必要时可行全身麻醉。

对于表浅的草莓状血管瘤，应用闪光灯泵脉冲染料激光（flashlamp-pumped pulsed

dye laser，FPDL）、倍频 Nd：YAG 激光、PhotoDerm 强脉冲光进行治疗，疗效满意。FPDL 一般用直径 2~5 mm 的光斑，光斑之间有 10%~20% 的重叠，能量密度为 5~8 J/cm²。倍频 Nd：YAG 激光（VersaPulse）一般用脉宽 7~20 ms、直径 2~4 mm 的光斑，能量密度为 9~15 J/cm²，同一部位可重叠 2~3 个脉冲，以皮损变暗、变紫或稍发白为度，必要时用 2~5 Hz 激光对同一部位做高频点射。PhotoDerm 一般用 570 nm 或 590 nm 的滤光晶体、2.5~5.0 ms 脉宽、2~3 个脉冲的方式，能量密度为 45~55 J/cm²。

对于较深在的草莓状血管瘤，可选用 PhotoDerm 中波长较长（如 645 nm、695 nm 及 755 nm）的光波，并适当加大脉宽和能量进行治疗。疗效不佳时，可先应用 PhotoDerm（Vasculight）的脉冲式 Nd：YAG 激光头（波长为 1064 nm），将其脉宽调至 5~20 ms，能量调至 110~140 W，以 2~3 个脉冲的方式进行治疗。氧合血红蛋白对 1064 nm 激光的吸收率虽然只有 11%~13%，但 1064 nm 激光的穿透深度可达 4~10 mm，可有效地凝固深部和浅部的血管，一般治疗 1~3 次即可取得理想的疗效。无脉冲式 Nd：YAG 时，也可用连续 Nd：YAG 激光进行治疗：功率为 30~50 W，用光纤从瘤体的侧方基底部先打开一小孔，压迫止血，再将光纤由此孔穿入，深达瘤体的底部，照射 2~3 s 后抽出；用乙醇棉球将光纤擦拭干净，再从原孔将光纤稍偏原方向 15°~30° 插入瘤体，照射数秒后抽出；如此反复，光纤呈扇形插入瘤体，有效者治疗当时即可见瘤体缩小、变平。对表面残留的瘤体组织再按鲜红斑痣进行激光治疗。若操作得当，仅在光纤插入点遗留点状瘢痕。

对于隐蔽部位、面积不大的草莓状血管瘤，可直接用连续 Nd：YAG 激光进行非接触照射治疗：将光纤垂直对准瘤体，扫描式前进，治疗当时即可看到瘤体稍瘪缩、表面发白。以这种方法治疗 1~2 次即可取得显著疗效，但最后会遗留明显的瘢痕。对于深在的草莓状血管瘤，亦可先将平阳霉素注射到深层瘤体组织内，然后对表面残留的瘤体组织进行激光治疗，使两者优势互补，提高疗效。

2）激光治疗的疗效和预后。激光治疗草莓状血管瘤的疗效理想，治愈率较鲜红斑痣高。应用倍频 Nd：YAG 激光和 PhotoDerm 强脉冲光治疗后副作用较少，少数患者治疗后可出现短暂色素沉着，数月后色素沉着可消退，术后瘢痕少见；应用连续 Nd：YAG 激光治疗或联合应用平阳霉素注射治疗虽然疗效极好，但副作用多见，术后水肿明显，并可出现糜烂、溃疡、渗出、结痂等，最后通常遗留瘢痕。

3. 海绵状血管瘤　海绵状血管瘤是一种位于真皮深部和皮下组织的血管畸形。海绵状血管瘤通常表现为低血流量的静脉畸形，因大多数静脉畸形呈海绵状而得名。

（1）临床表现。海绵状血管瘤可发生于身体的各个部位，但以头面部多见，可累及口腔或咽部黏膜。皮损一般较大，自行发生，呈圆形或不规则形，可高出皮面，呈结节状或分叶状，边界不甚清楚，质软而有弹性，多呈淡紫色或紫蓝色，挤压后可缩小，压力去除后迅速充盈；若部位较深，则皮面颜色几乎正常。

（2）治疗。首先要判断海绵状血管瘤的位置，然后选择相应的治疗方法。若海绵状血管瘤位于皮肤表面，且部位局限，可以在局部麻醉下手术切除。

（二）毛细血管扩张症

毛细血管扩张症（图3-5-4）是指皮肤和黏膜上的表浅小血管因各种原因呈持续性扩张，形成红色或紫红色斑状、点状、线状或星芒状皮损。

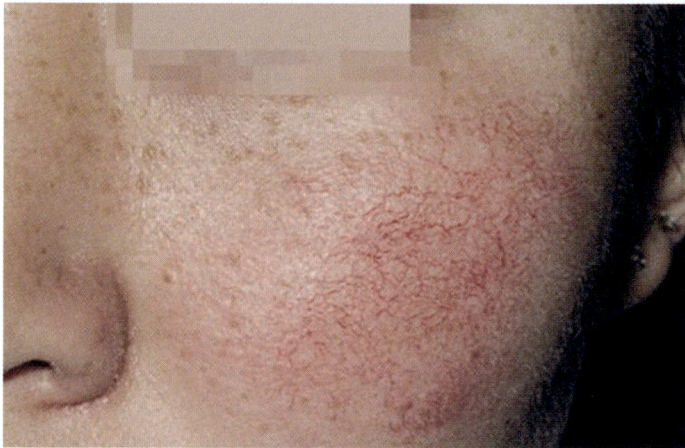

图 3-5-4　毛细血管扩张症

毛细血管扩张症分为原发性与继发性两类。前者的病因不明，后者继发于其他已知疾病。此外，健康人的皮肤和黏膜也可以发生毛细血管扩张症，常见于青年女性的下肢及面部，有人把这种毛细血管扩张症称为特发性毛细血管扩张症。

原发性毛细血管扩张症的诱因往往不明，原发性毛细血管扩张症的类型可见于皮肤血管瘤、血管角皮瘤、遗传性出血性毛细血管扩张症、共济失调性毛细血管扩张症、蜘蛛状毛细血管扩张症等。

1. 病因

（1）可出现毛细血管扩张的皮肤病。很多皮肤病都可能出现毛细血管扩张，如酒渣鼻、皮肤异色症、瘢痕疙瘩、着色性干皮病、放射性皮炎等。

（2）伴有毛细血管扩张的全身性疾病。肝脏疾病如肝硬化，内分泌疾病如甲状腺功能亢进症、卵巢及垂体疾病，结缔组织疾病如系统性红斑狼疮、皮肌炎，某些心脏病、动脉硬化症和铅中毒等也都可见毛细血管扩张。

（3）物理因素。长期接受日光照射、电离辐射、X线照射等，长期接触风、冷、热的海员、炊事员、渔民和运动员等都可出现毛细血管扩张。

（4）药物因素。①内用药。如肼屈嗪等药物可引起红斑狼疮样综合征，皮肤出现毛细血管扩张。②外用药。长期外用强效糖皮质激素可使局部皮肤出现毛细血管扩张及萎缩，外用维A酸乳膏也可引起局部皮肤持久性的毛细血管扩张。③局部注射。局部注射糖皮质激素混悬液也能使局部皮肤出现毛细血管扩张及萎缩。

2. 临床表现　在皮肤或黏膜上出现红色或紫红色斑状、点状、线状、星芒状、树枝状或乱发状皮损，常见于面部、大腿外侧、足背及躯干等。皮损的分布可为局限性或广泛性，或与血管、神经相一致，或呈单侧性。大多数皮损用玻片压之褪色，移去玻片后恢复原色。患者多无自觉症状，偶有灼热感或刺痛感，无出血倾向。蜘蛛状毛细血管扩张症也称蜘蛛痣，其皮损较特殊，中央为粟粒至米粒大小的鲜红色丘疹状隆起，称"蜘蛛体"，玻片压之可见搏动（为小动脉）；蜘蛛体周围为放射状扩张的毛细血管，称"蜘蛛脚"，用火柴头等按压中央的"蜘蛛体"时"蜘蛛脚"即消失，移去压力后恢复原状。蜘蛛痣常见于孕妇、儿童及肝病患者。

3. 组织病理　真皮可见扩张的、不规则的薄壁毛细血管和静脉。蜘蛛痣的病变中央为一条上行小动脉，动脉上行至表皮下扩大成薄壁的壶腹，纤细的动脉分支以此为中心向四周放射，再分为许多毛细血管。动脉管壁为平滑肌，有时在内皮细胞和内弹力膜之间可有红细胞。

4. 诊断　根据病史及临床表现通常不难诊断，应区分是原发性还是继发性，对继发性者应明确原发病及诱因。

5. 激光治疗　治疗毛细血管扩张症疗效显著且安全性高的治疗仪有长脉冲染料激光治疗仪、可变脉宽倍频Nd:YAG激光治疗仪及强脉冲光治疗仪等。

三、色素减退性疾病的激光治疗

（一）概述

黄种人的正常皮肤呈淡黄色或者棕黄色，但是在病理情况下，可能会出现皮肤的色泽变化，即色素减退和色素增加。色素减退的皮肤是指黄皮肤上出现了一些白斑，常见的色素减退性皮肤病有3种。

1. 白癜风　白癜风是临床上较为常见的一种后天性泛发性或局限性皮肤色素脱失性疾病（图3-5-5），可见于全身各个部位。目前发病机制尚不明确，其发病率高、治愈率低且复发率高（治愈后第 1 年的复发率可达 40%），属于一种慢性、难治性皮肤病。虽然该病不会明显影响身体健康，不影响器官的代谢，但是确实会给外貌造成很大影响，导致患者在生活中、社交中不自信，极大地影响情绪和心理。

2. 先天性色素减退（图 3-5-6） ①无色素痣或贫血痣。一般皮损在幼时或者出生后即存在，随着年龄的增长，会随着体表面积的增大而扩大，但是不会发展到其他部位。因为皮损比较局限，所以该病对外观的影响一般比较小，不用过度担心。②还有一种先天性的色素减退性疾病是白化病，这是一种与基因缺陷有关的隐性遗传的皮肤病。其发病机制是酪氨酸酶活性降低导致色素代谢异常。该病不属于皮肤科的治疗范畴，需要特殊科室的专门治疗。

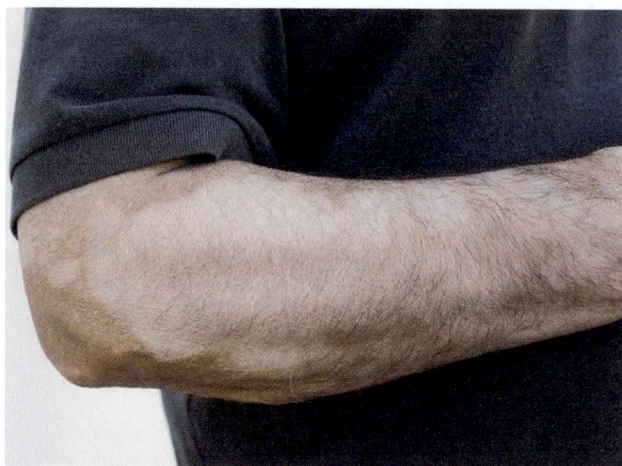

图 3-5-5　白癜风

图 3-5-6　先天性色素减退

3．损伤或炎症后的色素减退（图 3-5-7）　皮肤发生损伤和炎症后，会出现短时间的色素减少或脱失。这种炎症后的色素减退多数是可以自愈的，随着时间的推移，出现色素减退的部位可以逐渐恢复到正常状态，所以不需要特别的治疗，也不用过度担心。

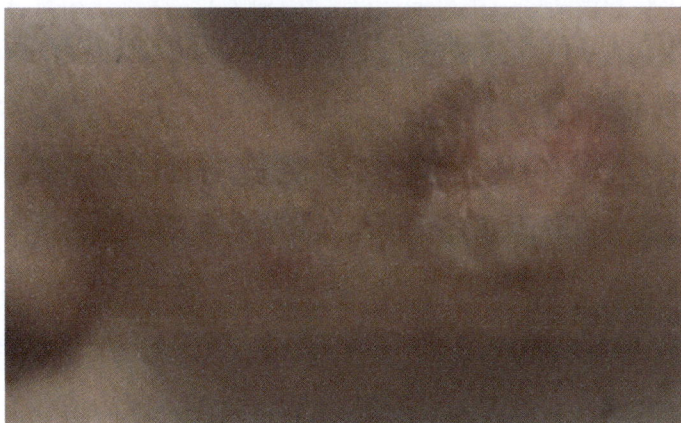

图 3-5-7　损伤或炎症后的色素减退

（二）白癜风的治疗

目前，治疗白癜风的有效途径包括以下几种。①减少刺激，如抗氧化、避免外伤。②减轻免疫反应，如应用糖皮质激素、他克莫司、吡美莫司以及光疗等。③促进黑素细胞增殖和黑素的产生，如进行光疗、细胞移植、表皮移植等。其中光疗兼具免疫调节和促进黑素细胞增殖的双重作用。

1．适应证　激光治疗适用于稳定期或节段型白癜风患者。白癜风是否处于稳定期可参照下述标准。①2 年内原脱色斑没有继续扩大或者色素减退未加重。节段型白癜风通常不到 2 年就进入稳定期，泛发型进入稳定期之前历经的时间可能偏长。②最近 2 年内没有出现新发白斑。③最近未发生同形反应。④药物治疗后白斑周围的色素加深，或者白斑中有色素岛。

2．禁忌证　进展期白癜风及瘢痕体质是激光治疗的绝对禁忌证。对进展期患者，最好不要做激光以及表皮移植等外科治疗。其原因首先是效果不好、移植成活率低；其次是病变还在发展扩大，局部移植解决不了问题；最后一点是治疗后可能发生同形反应，反而使白斑扩大。因此，对于进展期患者，首先用药物控制病情后才能考虑应用激光及表皮移植治疗。

3．治疗方法

（1）单纯 CO_2 激光磨削术。适合于平整或非平整部位的稳定期或节段型白癜风。研究发现，皮肤磨削术可以激活毛外毛根鞘中无黑素合成活性的黑素细胞，使其增殖、分化成熟，并向白斑处移行，从而为白斑处补充黑素细胞。临床上该方法对不完全性白斑有一定的疗效，但对完全性白斑的治疗效果不佳。

治疗方法：皮肤常规消毒。消毒时注意不应使用易燃药物，如氯己定、异丙醇。用复方利多卡因乳膏进行表面麻醉，密封1小时，必要时可行局部浸润麻醉或神经阻滞。①超脉冲CO_2激光：气化白癜风皮损处的表皮，能量密度为$40 \sim 500 \ mJ/cm^2$，光斑直径为$2 \sim 4 \ mm$，光斑之间互不重叠，一般需气化$1 \sim 2$次，表皮较厚的部位（如手背）需气化$3 \sim 4$次。气化的深度以恰好去除表皮为宜，此时可见轻度的真皮收缩，用生理盐水纱布擦除表层蛋白碎屑后可见到粉红色平滑的创面，这就是表皮和真皮乳头的分离面。皮损边缘应气化得浅一些，以形成边缘略浅、中央略深的梯度。②CO_2点阵激光：应用$125 \ mm$手具，边长为$6 \sim 9 \ mm$的方形光斑，能量密度为$5 \sim 10 \ J/cm^2$，光斑之间互不重叠，扫描$1 \sim 4$遍。术毕用油纱覆盖创面，包扎，一般$1 \sim 2$周愈合。

（2）激光磨削结合自体表皮移植术（发疱法）。

1）自体表皮移植术的治疗机制。白癜风患者的皮损区黑素细胞受损、消失，于是将患者自体外观正常处的皮肤表皮通过负压发疱、冷冻等方法取下后移植于去除表皮的皮损区。由于正常皮肤的黑素细胞位于表皮基底层，因而通过自体表皮移植，可将其他区域的表皮黑素细胞随表皮移植到皮损区，从而可使患处重现色素。供皮区疱底留有部分表皮及黑素细胞，术后色素可恢复正常，愈合后不留瘢痕。国内外文献报道该方法的有效率为$85\% \sim 95\%$。

2）适应证和优点。激光磨削结合自体表皮移植术（发疱法）适用于治疗平整或非平整部位的稳定期或节段型白癜风。激光磨削去除白斑表皮具有下列优点。①操作简便，面积和深度易控制，且激光的方向性好，可精确地用手操作确定需要去除的部位。②短时间内可迅速去除白斑表皮，对棱角多、不平整的皮肤同样安全、迅速。③对于边缘不规则、含有色素岛的不完全白斑皮损和表面不平整的皮损，激光磨削同样适用，且移植皮片的成活率较高。④术后白斑处色素恢复得较为均匀、完整和美观。⑤操作较安全，污染少。⑥在治疗面积上，由于激光可对任意大小的皮损进行气化磨削，因此治疗面积相对不受限制。

3）操作步骤。

a. 处理供区：取腹部、臀部或大腿内侧等处皮肤作为供区皮肤，采用负压发疱、液氮发疱或生物学发疱等方法，其中最常用的是负压发疱法。负压发疱法的优点是所取皮片的大小一致，患者无痛感或仅有微痛感，无须麻醉，术后供区和受区无痕；缺点是手术时间较长（尤其是发疱过程），所取皮片的数目有限，操作较烦琐。每次每处移植的皮片直径为 0.5 ~ 1 cm。负压发疱法可采用表皮分离机，将取皮器吸头固定在供区皮肤上，工作负压通常为 40 ~ 55 kPa，温度通常为 30 ~ 45 ℃。40 ~ 60 分钟后，皮疱形成。局部用 0.1% 苯扎溴铵（新洁尔灭）消毒，用虹膜剪沿水疱缘剪下，用镊子将表皮反面铺在无菌油纱布上备用。注意计算好受区和供区制备的时间，最好是将水疱剪下后立即移植至受区，切勿使剪下的水疱皮片干燥，应使其保持湿润状态。水疱剪下后疱底创面用油纱布覆盖，包扎。

b. 处理受区：激光磨削方法同单纯 CO_2 激光磨削术。除 CO_2 激光磨削外，还可采用铒激光磨削，可用 3 mm 或 5 mm 光斑，能量密度为 4 ~ 10 J/cm^2，以 5 Hz 频率扫描 2 ~ 6 遍，至出现散在出血点为止，此时已磨削至真皮浅层。用生理盐水纱布擦拭组织碎屑，对出血点稍加压迫即可止血。

c. 移植：以油纱布作为载体，用眼科镊小心地把供区表皮正面向上铺在白斑移植床上，根据白斑的形状可把皮片剪裁成适宜的大小和形状，逐片覆盖整个白斑区，所有皮片之间相隔的距离在 2 mm 左右。如移植前在移植床上喷涂碱性成纤维细胞生长因子、黑素生成素等可促使黑素形成，提高皮片的成活率。将无菌油纱布盖在皮片上，并加压包扎。术后 7 ~ 10 日去除敷料，2 ~ 4 周后受区开始出现新生色素。在表皮移植成活后局部可用光化学疗法（PUVA）照射。如果 PUVA 或紫外线 B 段（ultraviolet B，UVB）照射前 2 小时口服中药如白芷和补骨脂等，则色素出现的时间和色素扩张恢复时间可大大提前。

术后数月内新生色素的颜色可能较深，随着时间的推移其颜色逐渐与正常皮肤趋于一致。另外，新生色素周围短期内会有白斑边界，数月后新生色素有可能由移植皮片向周围扩展而使白斑范围减小甚至消失。如果 1 年后白斑仍未消失，则可在遗留的白斑部位再次手术。

4）注意事项。

a. 激光磨削过深或局部麻醉药的用量过大可使局部渗液过多而影响移植皮片的存活，激光磨削时应精确地掌握深度，以恰好去除表皮、磨削至表皮和真皮乳头的分离面为宜。磨削过浅（未达到真皮乳头层）则可使移植皮片的细胞得不到足够的营养而不能存活。激光照射后应用生理盐水纱布将碎屑擦净。

b. 加温发疱能大大缩短起疱时间，但温度不宜过高，一般应低于 45 ℃，过高的温度会引起大量组织液外渗。吸疱的初始压力应较低，过大的负压容易造成局部淤血甚至出现血疱，从而影响疗效。另外，过大的负压还易造成表皮下黏附大量的纤维蛋白，使表皮难以分离，皮片不易充分展平，从而影响移植效果。

c. 移植时特别注意移植表皮片的展开，应将皮片的基底面向下贴紧于移植床上，且不能贴反。皮片之间的距离应较严密，皮片间隙在 2 mm 左右为宜。取下的皮片若未及时移植，其活力会降低，最好采取随取随植的方法，否则应放置于生理盐水浸湿的纱布内并尽早移植。

d. 严格执行无菌操作，移植皮片的时间应小于 2 小时以降低感染或亚临床感染机会，并提高皮片的存活率。

e. 对于皮损面积较大者，因表皮细胞分离机一次所能提供的皮片有限，可分次、分批进行。

f. 术后 7～10 日加压固定，避免接触水。

g. 移植后应减少相应部位的活动，防止表皮脱落。尤其是唇红、口周、眼、毛发和发际边缘处等部位较难固定，必要时可缝合固定上、下眼睑或部分口唇，以限制眼睑或口唇部位的活动；在关节活动部位可用缝线碎纱打包加压固定皮片，必要时用石膏带固定以限制关节活动；此外，对于皮脂分泌旺盛的部位，尤其是鼻周、额部等处，因皮脂过多也会影响加压包扎效果，移植表皮的成活率低于其他部位，应予以注意。

（3）激光磨削结合自体薄刃厚皮片移植术。此法用于较大面积的白癜风皮损，且对美容效果要求较高的患者。

1）受区的处理方法同上。

2）供区的处理及移植。在大腿上 1/3 外侧用电动或风动取皮刀取断层皮片，所取皮片厚度为 0.15 mm。如缺少设备，可采用双面剃须刀片取皮，使刀片在取断层皮片时既能透过表皮看到刀在表皮下游刃，又能使供区创面出现点状出血。用生理盐水纱布稍加压迫即可止血。将所取的薄刃厚皮片立即移植于激光磨削所制作的受区，皮片边缘用 3-0 丝线缝合固定，打包加压包扎。术后口服抗生素和泼尼松以预防感染和同形反应。本法操作灵活、易掌握，皮片成活后外观效果较好。

（4）激光磨削结合自体表皮细胞混悬液移植术。

1）取材和消化。在患者的大腿内侧或臀部取皮，常规消毒、局部麻醉后，用滚轴取皮刀取刃厚皮片，取皮面积略小于白斑面积。用眼科剪将皮片剪成 1 mm×1 mm 大小，然后置于 0.25% 胰酶中在 4 ℃下消化过夜。

2）细胞悬液的制备。将胰酶消化的皮片用眼科镊分离表皮及真皮，将表皮移至 2 ml 试管中，加入培养液，用吸管反复吹打成单细胞悬液，1500 r/min 离心 5 分钟，弃上清液，重复离心 1 次。最终单细胞悬液的浓度约为 $1×10^7$/ml。

3）移植。用激光磨削好白斑处的皮肤后，将表皮细胞悬液以 1000/mm² 的密度铺到磨削面上，覆盖一层含胶原敷料，或用培养液浸湿的纱布覆盖、包扎。移植后患者卧床休息 8～10 小时。该法的优点如下。①细胞量较大：用滚轴取皮刀取材，表皮面积相对不受限制，可以获得大量的表皮细胞。②操作简单。③技术、设备要求低：主要设备为离心机和净化工作台，不需要细胞培养设备和大量的细胞培养液。该法的主要不足是取皮会给患者造成一定的痛苦。

（5）激光磨削结合自体培养表皮片移植术。按照表皮细胞悬液移植术的方法取材，制成细胞悬液，添加角质形成细胞的培养基，使培养的细胞成层生长，其中镶嵌有黑素细胞和角质形成细胞。移植前预先用激光将白斑磨削，然后将培养的表皮片从培养瓶壁完整分离。用 $1 cm^2$ 石蜡加固聚苯乙烯纱布托放培养的表皮片，将培养的表皮片移植至受区，包扎。

（6）激光磨削结合自体黑素细胞培养后移植术。取患者的臀部或其他部位浅层皮肤，用胰蛋白酶消化后制成细胞悬液，然后接种到培养瓶进行黑素细胞培养，2~3 周后黑素细胞的数量可达到 $3 \times 10^5/ml$ 以上。移植前用激光磨削好白斑处的皮肤后，将体外增殖的黑素细胞悬液以 700~1000/mm^2 的密度移植到磨削面，覆盖一层含胶原的敷料。术后患者卧床休息 8~10 小时。通常每次单块移植治疗面积不超过 300 cm^2。术后继续服用促进黑素细胞生长及控制白癜风病情发展的药物，并配合外用搽剂及光疗。

（7）激光磨削结合异体黑素细胞培养后移植术。白癜风的自体移植方法都需要从患者本人正常部位进行手术取皮，痛苦大，容易遗留瘢痕，且取皮数量有限，难以解决大面积皮损的问题。自体黑素细胞培养后移植已经初步应用于临床，但培养成功率不够高，周期长，费用高。建立异体黑素细胞库，进行异体黑素细胞移植以治疗白癜风及其他白斑是一个很好的构想。

异体黑素细胞移植的一个明显的优点是可以选择一个完全健康人的皮肤作为供体，从而提高移植的成功率。已有研究证实白癜风患者自身外观正常的皮肤其实并不完全正常，存在免疫缺陷和功能异常，这一点也许可以解释为什么部分自体表皮移植不成功。采用异体完全健康人的表皮进行移植就可能解决这个问题。

目前已有少量异体黑素细胞移植成功的报道，但总的来说该项技术还不够完善，其中最大的问题是免疫排斥。如果排斥反应得到解决，建立一个或数个黑素细胞库，异体黑素细胞将被大量应用于临床，这将是白癜风治疗的一个突破。

（8）308 nm 准分子激光治疗。

1）原理。308 nm 准分子激光能清除皮损中浸润的 T 淋巴细胞；通过刺激患者毛囊毛根鞘残余黑素细胞的增殖、分化，进一步刺激黑素的产生，同时使残余的黑素细胞沿着毛根鞘表面迁移到邻近的表皮。有关研究显示，对于既往使用传统光疗而无法取得理想效果的患者，采用 308 nm 准分子激光治疗也能够起到一定程度的复色效果。308 nm 准分子激光治疗是高能单光源靶向治疗方法，能够诱导更多的 T 细胞凋亡，且仅治疗皮损部位，可以更快速、有效地复色。但 308 nm 准分子激光光斑小、价格昂贵、无家庭仪器，目前适用于治疗皮损面积 < 30% 的局限型白癜风。

2）不良反应。308 nm 准分子激光治疗白癜风时常见的不良反应有红斑、水疱、瘙痒、烧灼感等，一般较为轻微、短暂，症状大多能自行缓解。如果出现水疱或烧灼感，治疗须中断，直到症状基本消退。治疗前需要根据方案调整剂量以避免局部副作用。由于没有光敏物质和药物引起的毒性，户外工作的患者、孕妇和肝、肾衰竭的患者也可以进行治疗。

（9）UVA1。

机制：促进黑素细胞的 DNA 复制，使细胞的有丝分裂周期缩短，使黑素细胞分泌黑色素，从而导致皮肤色素沉着。

UVA1 治疗是目前报道的新型光疗。UVA1 是波长为 340～400 nm 的长波紫外线，与 UVB 相比其皮肤穿透能力强，可深达真皮深层和皮下组织。UVA1 还能调节炎性细胞因子，增强黑素细胞的活性和表达，实现复色。

有临床试验对 17 例白癜风患者进行波长为 355 nm 的 UVA1 治疗（照射剂量为 80～140 J/cm^2，每周 2 次，连续 8 周），88.23% 的患者实现临床复色，不良反应仅为暂时性的轻微红斑、瘙痒，且在随后的 12 周随访中无复发。但该研究未设置对照组。

目前，国内外对于 UVA1 治疗白癜风的研究相对较少，其疗效是否优于 308 nm 准分子激光仍需进一步研究。

四、面部年轻化的激光治疗

（一）皮肤衰老的表现

1. 肤色　色斑、肤色暗黄、黑眼圈、肤色不均（表皮 / 真皮层）。
2. 肤质　皮肤粗糙、毛孔粗大、细纹、红血丝（表皮 / 真皮层）。
3. 肤龄（形态）　松弛下垂、软组织容量缺失（真皮 / 皮下脂肪层）。

所以，皮肤的衰老不仅仅是某一层次的衰老。

面部年轻化的治疗方向：对表皮，去除细纹；对真皮乳头层，嫩肤、紧致；对真皮网状层，紧致提升；对皮下脂肪层，减脂塑形。

（二）面部年轻化的激光治疗选择

首选 2940 nm 铒激光、长脉宽 1064 nm Nd：YAG 激光、全息衍射点阵激光技术。

1. 2940 nm 铒激光　通过加热口腔黏膜使组织收缩，从而对深层组织产生机械牵拉作用，达到快速收紧口腔内黏膜的效果。通过可调脉宽技术，对肌肤表面进行冷剥脱，淡化皱纹，改善粗糙的肌肤质地，使皮肤光滑细腻。

使用非剥脱铒激光模式，激光以串脉冲的方式发射，对黏膜进行可控深度的加热，刺激胶原蛋白收紧并重组，从而收紧黏膜，全面治疗组织的松弛，改善组织弹性，针对性治疗法令纹、木偶纹、颊凹、羊腮、口周细纹、唇部松弛等问题。

2. 长脉宽 1064 nm Nd∶YAG 激光　可促进Ⅰ型胶原蛋白和Ⅲ型胶原蛋白新生，针对全面部真皮进行温和的嫩肤美白治疗，快速恢复皮肤的年轻状态，让皮肤更加白净、更有弹性。或者毫秒级脉宽，脉冲时间长于表皮的热弛豫时间，不易造成表皮损伤，提供均质化的光热作用，大量组织被快速而又安全地均匀加热；作用于真皮层，最深可至皮下 4 cm，对治疗部位进行深层加热，并在脂肪层形成热凝集，产生溶脂及深层提拉收紧的作用，实现全面部的深层紧致提升效果。

3. 全息衍射点阵激光技术　传统点阵激光以光热作用为主，为提高单次治疗效果而增加治疗遍数会加重局部热积蓄，延长治疗后的愈合时间。全息衍射点阵技术以光声作用为主，治疗后反应轻，仅会出现短暂的中度红斑和水肿，表皮完好无损，无停工期，恢复期短。在较高的激光能量下，借助黑色素的较强吸收，在表皮形成激光诱导光学击穿效应（LIOBs），形成空泡，通过光声作用可以在真皮内形成组织的机械损伤，启动创伤修复机制，促进胶原新生，从而实现面部年轻化治疗。直接造成的真皮损伤对真皮重建的影响应大于表皮激光诱导光学击穿效应间接通过细胞因子等引起的胶原新生。

五、激光和强光脱毛治疗

（一）术前准备

激光和强光脱毛治疗适用于所有部位深色和浅色的毛发，但对白色的毛发无效。对于肤色较黑的Ⅲ型～Ⅴ型皮肤患者，术前应尽可能避免日光照射，最好用防晒霜 4～6 周，有色素沉着倾向者可同时加用氢醌类药物。术前一般无须麻醉。另外，治疗区术前必须备皮，彻底清除毛发，其作用有以下两方面。

（1）可以减少治疗区毛发因吸收部分激光而发生焦化，避免引起不适感觉和表皮损伤。

（2）可以减少因毛发烧焦而散发难闻的气体。

（二）脱毛术所用的各种激光和强光

1. LightSheer 半导体激光　LightSheer 半导体激光脱毛仪的治疗波长为 800 nm，光斑为方形，面积为 9 mm×9 mm 或 12 mm×12 mm，脉宽有 30 ms、100 ms 及自动设置

3 种，频率为 1 ~ 2 Hz。激光手具前端配有 ChillTip 接触式冷却系统，可使局部温度在 1 分钟内降至 4 ℃。

2. 强脉冲光 强脉冲光（IPL）又称强光或脉冲强光，属于普通非相干光，而不是激光。常用的强光仪输出的强脉冲光的波段为 570 ~ 1200 nm，输出的能量密度为 3 ~ 90 J/cm²。临床上用于脱毛的滤光片主要有 645 nm、695 nm、755 nm 等（如用 695 nm 的滤光片，则输出强脉冲光的波段为 695 ~ 1200 nm）。通过计算机控制，强脉冲光的脉宽在 0.5 ~ 50 ms 间可调；且每次激发可选择 1 ~ 3 个脉冲，选用脉冲方式释放能量可使靶组织持续升温，而让表皮充分散热。治疗时还应配合使用冷却透明胶，以减少副作用。

强脉冲光的能量高、波段相对集中、脉宽可调等特点与激光极为相似，也可通过选择性光热作用进行脱毛治疗。并且强光脱毛仪的参数调整灵活，可根据肤色、毛囊大小及深浅不同而选择合适的治疗参数，在这方面甚至比只有单一波长的激光脱毛仪更有优势。

3. 翠绿宝石激光 翠绿宝石激光的波长为 755 nm，目前临床上也较多应用该激光来脱毛。其临床效果较好，副作用也较少。

（三）术后副作用及处理

正常情况下术后可有轻度烧灼感，一般 2 ~ 3 小时即可消失。部分患者有局部轻微红肿，一般 2 ~ 3 天即可恢复。治疗区无须包扎，也不需其他护理。注意术后保持清洁，避免日光照射。

激光脱毛术后的副作用很少，最多见的是形成水疱、色素沉着和色素减退，瘢痕罕见。

预防措施：治疗剂量要合适，一般先从低能量开始测试，并逐渐增大剂量，以治疗后患者有轻度灼烧感、治疗部位数分钟后周围出现轻度水肿，避免出现皮肤快速变白、起水疱、表皮剥脱等。治疗过程中持续使用冷却措施非常重要，并保持激光手具与皮肤接触面的清洁。防止创面感染，必要时口服抗生素。

出现副作用主要与皮肤中黑素的量、治疗部位、治疗所用仪器的类型、能量密度、有无冷却措施等有关。此外，副作用的发生还与季节变化和日光照射明显相关。对于肤色较黑的患者用脉宽较长的激光进行治疗，可减少副作用。

（四）激光和强光的脱毛效果

一般来说，对较粗、较黑的毛发（如腋毛和男性的胡须、体毛等），激光治疗的效果好；而对较细的和浅色的毛发（如部分女性的细唇毛），激光治疗效果差，联合应用强脉冲光以及采用光动力学治疗可提高疗效。激光脱毛效果见图 3-5-8。

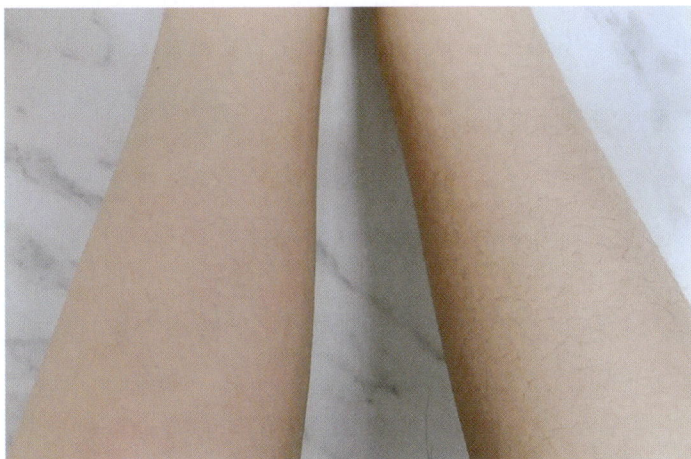

图 3-5-8　激光脱毛效果

　　组织学研究结果显示，目前的激光脱毛治疗并不能一次性地将所有毛囊完全破坏，而是缓慢地、有限地、选择性地对毛囊进行破坏。对于较粗、较黑的毛发，激光治疗会导致部分毛囊细胞变性、坏死，从而长期有效地阻止毛发再生；而对于较细、色浅的毛发，激光治疗只能引起毛囊部分被破坏，导致毛囊变形、缩小并加速其由生长期向退行期和休止期转变，结果是使毛发变短、变细、颜色变浅以及毛发的生长速度明显减慢。还有研究显示激光脱毛后汗腺的组织学结构并没有被破坏，临床观察患者的汗腺功能也基本不受影响。

六、光子嫩肤

　　在过去的几十年里，除皱嫩肤技术经历了巨大的变化。最初是采用磨削法和化学剥脱术，进而是激光磨削除皱术。尽管以上方法的疗效较好，但术后炎症反应明显、红斑期较长，最主要的缺点是多数黄种人术后 2～6 个月内会出现显著的色素沉着（与白种人明显不同，白种人很少有色素沉着），因而上述方法均难以在我国推广使用。

　　1999 年 Bitter 等开展了一项应用一种非相干性强脉冲光来治疗光老化的研究，结果发现光老化的表现如皱纹、皮肤粗糙、不规则色素沉着、毛孔粗大和毛细血管扩张得到明显的减轻。随后 Goldbery 等学者也做了类似报道，从此揭开了光子嫩肤治疗的序幕。

　　光子嫩肤（简称光嫩肤）技术被定义为使用连续的强脉冲光（IPL）技术以低能量密度进行的非剥脱方式的嫩肤治疗。简言之即采用强光源对光老化的皮肤进行改善。真正的光子嫩肤不只是去除皱纹，而是对包括皮肤纹理、不规则色素沉着和毛细血管扩张在内的所有光老化现象进行治疗。由于治疗所用的能量密度很低，因而基本无副作用，患者甚至无须停止工作，术后可立即恢复正常生活活动。

（一）光子嫩肤的基础和原理

1. 光损伤的分类

（1）A 组皮肤损伤。①各种色素斑，如雀斑、老年斑等。②血管性病变，如毛细血管扩张症、酒渣鼻等。

（2）B 组皮肤损伤。包括真皮和表皮组织结构的改变，涉及胶原组织结构的变化（如皱纹、毛孔粗大）和明显的弹性纤维改变等。

单个患者或许存在 A 组或 B 组皮肤损伤或者同时存在这两种皮肤损伤。严重皮肤老化和（或）光老化的患者很可能存在两种皮肤损伤。

2. 光子嫩肤原理　PhotoDerm 产品以及新型产品 Quantum SR 可以提供极为特殊的 IPL 光子嫩肤程序。IPL 是经过滤过的和多光谱的，可发射的谱段范围为 550～1200 nm，有多种波长，通过滤光器限制低波长的输出。

（1）光热解原理。输出的 IPL 中较短波长的光可被皮肤中的色素和血液中的氧合血红蛋白优先选择性吸收，在不破坏正常皮肤的前提下凝固血管，使色素团或色素细胞被破坏、分解，从而达到治疗毛细血管扩张症、色素斑的效果，因而可以用于治疗 A 组皮肤损伤。

（2）生物刺激作用。输出的 IPL 中较长波长的光可穿透到皮肤较深层组织而产生光热作用和光化学作用，使皮肤的胶原纤维和弹性纤维重新排列和再生，恢复皮肤弹性，从而达到消除或减轻皱纹、缩小毛孔的治疗效果，因而可以实现对 B 组皮肤损伤的嫩肤治疗。

（二）光子嫩肤的适应证

光子嫩肤可治疗包括光损伤、光老化在内的多种皮肤疾病。

Ⅰ类光子嫩肤的适应证如下。①血管性病变：毛细血管扩张症、酒渣鼻（红斑期）、皮肤异色症以及激光磨削术后或其他换肤术后的红斑。②色素性病变：雀斑、咖啡斑、黄褐斑、色素沉着斑和增生不明显、外观扁平的脂溢性角化病（老年疣）。

Ⅱ类光子嫩肤的适应证为涉及胶原组织结构变化的皮肤改变，如光损伤、光老化引起的皱纹和皮肤松弛、毛孔粗大，以及痤疮、水痘等引起的较浅的凹陷性瘢痕等。

（三）光子嫩肤的禁忌证

①近期接受过日光暴晒及将要接受日光暴晒者。②光敏性皮肤及使用过光敏性药物者。③近期口服过异维 A 酸者。④孕妇。⑤糖尿病患者。⑥有瘢痕疙瘩病史者。⑦怀疑有皮肤癌的患者。⑧抱有不现实期望的求美者。

（四）光子嫩肤的操作方法

1. 术前准备　必需品准备：专用冷却胶（耦合胶）、纸巾、头巾、压舌板、护眼罩（可用湿纱布代替）、冷敷袋、复方利多卡因乳膏（EMLA）或其他表面麻醉药。术前常规照相，签署手术知情同意书。对于较黑的皮肤、日光暴晒后的皮肤或有黄褐斑的皮肤，治疗前外用氢醌霜（漂白霜）2～6周。

2. 操作方法

（1）治疗部位。通常应进行不包括上眼睑在内的全面部治疗（少数男性患者为了避免可能出现的毛发减少现象而不愿意治疗胡须部），颈部、胸部和手部均可以包含在内。

（2）麻醉和清洁。若使用新型产品 Quantum SR，因其配置有 0 ℃内置光导冷却系统，可以不进行麻醉。在应用 PhotoDerm 治疗时，对疼痛较敏感的患者可在术前 1 小时使用复方利多卡因乳膏（EMLA）行表面麻醉。治疗前彻底卸妆，用纸巾清洁面部，给患者戴上头巾和护眼罩（可用湿纱布代替）。

（3）治疗参数的选择。从理论上讲，较短的波长、短的脉宽、短的脉冲间隔对表皮层及浅表真皮层内的黑色素及更表浅的小血管的热效应相对更强；较长的波长及长的脉宽对于皮肤纹理结构、细小皱纹、粗大的毛孔更有效。

波长：光子祛斑技术可选择 560 nm（Quantum）的滤光片，或 550 nm、570 nm 的滤光片（PhotoDerm）。光子嫩肤技术可选择 640 nm 的滤光片（Quantum），或 645 nm、695 nm、755 nm 的滤光片（PhotoDerm），并可联合应用 PhotoDerm（Vasculight）中波长为 1064 nm 的 Nd∶YAG 激光进行低能量密度的治疗，也可联合应用 CoolTouch 及 SmoothBeam 等进行治疗。

脉宽：脉宽越长，单层皮肤分布的热量就越少，热量渗透得越深。调整原则：皮肤厚、病变分布深时，将脉宽调长；采用 3 次脉冲时，最后的脉冲脉宽最长；延长脉宽时，可适当提高能量。

脉冲间隔：脉冲间隔越长，皮肤冷却越彻底，但病变部位的温度也会降低。调整原则：皮肤较黑时，将脉冲间隔调长；采用 3 次脉冲时，第 2 个脉冲间隔略长于第 1 个。

能量密度：治疗一般从低能量开始。调整原则：皮肤较黑、较敏感时，将能量密度调小；皮肤反应较重时，将能量密度调小；由 3 次脉冲切换到 2 次脉冲治疗时，能量降低 20%。

由于患者的个体差异较大，临床上具体使用的参数应根据治疗当时的反应而定，即应使参数个体化。以下是国内激光公司推荐的治疗参数（仅供参考）。

a. 皮肤状况主要存在色素相关的问题。

第 1 次扫描

3 次脉冲的脉宽	2.5 ~ 3.0 ms，4.0 ~ 4.6 ms，4.6 ~ 5.2 ms
脉冲间隔	15 ~ 25 ms，
平均能量密度	20 ~ 30 J/cm^2

第 2 次扫描（针对色素分布较深的部位）

2 次脉冲的脉宽	2.6 ~ 3.0 ms，4.0 ~ 4.4 ms
脉冲间隔	20 ~ 40 ms
平均能量密度	24 ~ 28 J/cm^2

b. 皮肤状况主要是毛细血管的问题。

第 1 次扫描

3 次脉冲的脉宽	2.8 ~ 3.2 ms，4.0 ~ 4.6 ms，4.4 ~ 5.2 ms
脉冲间隔	15 ~ 25 ms，20 ~ 30 ms
测试能量密度	25 ~ 27 J/cm^2

第 2 次扫描（针对毛细血管扩张较重的部位）

2 次脉冲的脉宽	3.6 ~ 4.0 ms，4.2 ~ 4.6 ms
脉冲间隔	20 ~ 40 ms
平均能量密度	25 ~ 30 J/cm^2

c. 皮肤状况主要是纹理改变的问题。

第 1 次扫描

3 次脉冲的脉宽	3.6 ~ 4.0 ms，4.4 ~ 5.0 ms，4.0 ~ 4.8 ms
脉冲间隔	20 ~ 40 ms，15 ~ 30 ms
测试能量密度	25 ~ 27 J/cm^2

第 2 次扫描（针对纹理改变较重的部位）

2 次脉冲的脉宽	3.6 ~ 4.0 ms，5.0 ~ 5.6 ms
脉冲间隔	20 ~ 40 ms
平均能量密度	25 ~ 33 J/cm^2

（4）操作步骤。将无色的专用冷却胶直接涂在皮肤上，也可涂在治疗头上（滤光晶

体表面）。滤光晶体距离皮肤表面 1~2 mm（对于敏感部位，例如下眼睑、唇周等处应距离 3 mm）。对于滤光晶体与皮肤的间距要特别注意。治疗自耳旁区域开始并均匀向周围扩展，依次照射面部皮肤。注意改变滤光晶体的方向，使其表面始终与皮肤表面平行，从而使效果均匀。

在耳旁区域经过 3~4 个邻近测试光斑照射后立即进行皮肤即刻反应的观察。能量密度合适时，患者可能会有微热的感觉，但持续时间不会超过 30 秒，照射后即刻至 2 分钟内皮肤会出现轻微发红，色素斑处可轻微变黑。周期性地擦去冷却胶并对已治疗部位进行仔细检查，观察皮肤的反应，并与未进行治疗的区域进行比较。

能量调整。①当治疗部位的皮肤无明显反应时需要调整能量密度，但每次增加的能量密度不应超过 2 J/cm²。②如果出现皮肤重度发红，应适量调低能量密度。③肤色较黑的求美者的皮肤反应可能会出现延迟，不能因为即刻反应不明显而贸然增加能量。④对于病变严重部位可进行 2 次扫描，而对于皮肤即刻反应较重的部位禁止进行 2 次扫描。⑤对于颈部或胸部，应采用较低的能量密度，调整能量时的增量更小，每次治疗只进行 1 次扫描。⑥对于皮下组织较少的部位，如额部，则在拎高治疗头的同时，将能量降低 10%。⑦在每次治疗时，要根据每位患者前一次治疗结果来设定参数，在以后的治疗中能量密度每次提高 1~2 J/cm²。

治疗下眼睑时，应保护好眼部。治疗眼周和眉毛周围时，可用压舌板遮挡以保护眉毛和睫毛。对皮肤纹理改变明显处实施照射时可轻轻地拉伸皮肤。

（5）治疗间隔和次数。每 3 周治疗 1 次，获得理想的疗效所需的治疗次数一般为 3~6 次。对于特殊皮肤，在两次治疗间期实施皮肤护理。黄褐斑患者在治疗期间可使用氢醌霜。

（五）术后反应和护理

术后典型的反应包括：轻微的灼热感，可能持续 0.5~2 小时；轻微的发红，可能持续 4~12 小时；对于雀斑，可能会出现轻微的颜色变深，形成薄痂，一般 1 周内可逐渐脱落。

术后护理：术后治疗部位用冷袋冷却至少 15 分钟，直到热敏感减退。术后数天内应当避免使用热水清洗，应使用冷水柔和地清洁皮肤，早晨涂抹维生素 C 复合精华液防晒霜，夜间清洁皮肤后涂抹保湿霜。

（六）副作用

如果治疗参数设置得合理，操作细致、准确，术后应当无副作用发生。但如果能量设置过高或操作不当，术后患者可出现下列副作用。

1. 暂时性的紫癜、水疱　原因是能量过高或治疗头与皮肤的间距过近，可以应用弱效的糖皮质激素药膏或外用重组牛碱性成纤维细胞生长因子（贝复济）等，水疱破溃、渗出时可外用呋喃西林氧化锌油。

2. 显著的水肿　提示患者可能使用了光敏性药物，可遵医嘱口服及外用糖皮质激素。

3. 色素减退或色素脱失　可能出现在肤色较深或受日光暴晒的人群中。对于此类患者，重在预防。治疗前使用漂白剂（氢醌霜）2~6周，参数设置方面应适当加大脉宽和脉冲间隔，减低能量密度。

（七）疗效

采用强脉冲光来治疗光老化相关的多方面问题是一个全新的美容理念。目前光子嫩肤已被广大学者普遍认可，已有越来越多的求美者接受了该种治疗，取得了较满意的效果。光子嫩肤最大的优点是一次治疗可同时治疗多种皮肤问题，且术后副作用极小，基本不影响患者的工作和生活，因此非常适合现代人快节奏的生活方式。治疗的同时也可以与肉毒毒素注射疗法相结合来消除动态的皱纹，也可配合使用一些皮肤保养产品等，从而使疗效更为满意。与 CoolTouch 和 SmoothBeam 非剥脱激光除皱嫩肤相比，使用强脉冲光进行治疗，表皮及真皮均有较大的改善，而非剥脱激光除皱嫩肤虽然对皱纹有一定的疗效，但是对色素斑和毛细血管扩张等无效。

1. 临床疗效　Bitter 应用 PhotoDerm（Vasculight）治疗了 49 例不同程度的光老化患者，每位患者平均治疗 4.94 次，总共治疗了 242 人次的全面部。用一个 1~9 分的评分标准来评价治疗前后皮肤细小皱纹、皮肤纹理、皮肤松弛度、不规则色素沉着、毛孔大小、毛细血管扩张、面部红斑等的治疗情况，皮损评分越高越严重：1~3 分为轻度，4~6 分为中度，7~9 分为重度。

术后结果如下。①所有患者的光老化皮肤的外观出现了明显的改善。皱纹评分从治疗前的 5.00 分（中度）改善到治疗后的 2.83 分（轻度）。45.5% 的患者的改善程度超过 50%，64% 的患者超过 25%。②患者自己评估认为皮肤纹理结构获得某种程度改善的患者占 97.7%，其中有 72% 的患者的改善程度超过 50%。③毛孔改善情况与此相似，97% 的患者的毛孔外观有一定程度的改善，其中 67% 的患者的改善程度超过 50%。④皮肤松弛度的评分从治疗前的 5.53 分（中度）改善到治疗后的 2.00 分（轻度）。所有患者的皮肤松弛度均有一定程度的改善。⑤毛细血管扩张方面，光子嫩肤显现出明显的改善效果，70% 的患者的改善程度超过 50%，38% 的患者的改善程度超过 75%。研究结果表明：

所有患者面部皮肤的整体外观都得到了一定程度的改善，其中 69% 的患者有了相当大的改善；整体满意度也相当高，8% 的患者满意，61% 的患者很满意，27% 的患者非常满意，96% 的患者愿意将这种治疗方法推荐给其他人。

Goldberg 在随后治疗 30 例患者的研究中发现，强脉冲光消除皱纹的程度虽然没有剥脱性疗法那样明显，但 25 例患者的眼周、口周及额部的皱纹还是有一定程度的减轻，其中有 9 例患者出现了实质性的改善。

笔者应用 PhotoDerm、Quantum SR 治疗 238 例患者，患者在一系列治疗后，血管性病变和色素性病变有所缓解，某些雀斑、不规则的色素沉着、外观扁平的脂溢性角化病、毛细血管扩张、酒渣鼻、毛孔粗大等在治疗后显著减轻甚至消失，并且皮肤变得有光泽且富有弹性。①疗效最明显的是雀斑，经过 1~3 次治疗，90% 的患者取得显著效果（皮损消退 60% 以上），5 次后的治愈率（皮损消退 90% 以上）达 85% 以上，5 次以后少量较明显的斑点可配合使用激光治疗。②外观扁平、无明显增生的脂溢性角化病的疗效接近雀斑，不规则的色素沉着的疗效稍差。③对于毛细血管扩张，用 Quantum SR 560 nm 的强脉冲光及 PhotoDerm 570 nm、590 nm 等不同波长的强脉冲光交替治疗，效果也较理想。经过 5 次治疗，85% 的患者取得显著效果（皮损消退 60% 以上），5 次后的治愈率（皮损消退 90% 以上）在 50% 以上，存留的皮损可使用更长波长的强脉冲光治疗或用可调脉宽倍频 Nd：YAG 激光进行治疗。④细小皱纹、皮肤松弛、肤质粗糙、毛孔粗大等有一定程度的改善，但粗大的皮肤皱纹并没有显示出显著的疗效，配合应用 PhotoDerm（Vasculight）中 1064 nm 的激光进行低能量密度的治疗后，疗效有所提高。⑤对黄褐斑的疗效目前尚难进行评价。副作用方面：绝大多数患者术后半小时至数小时内除出现皮肤潮红外，无明显副作用；雀斑或其他色素性病变经治疗后在数天内出现颜色稍微加深的情况，约 1 周后雀斑等即会自行消失或减轻；238 例中只有 4 例（1.7%）出现水肿（主要发生于毛细血管扩张症患者），有 7 例（2.9%）出现暂时性色素沉着，2 例（0.8%）出现暂时性色素减退。

2. 组织学改变 Bitter 对患者术后的皮肤行病理活检，结果显示：不仅在真皮乳头层，而且在整个真皮网状层都可以发现新的胶原产生。他还发现真皮浅层出现炎性浸润的消退，真皮乳头层出现了噬黑素细胞的现象。随后，Zelickson 和 Kist 有关使用强脉冲光和黄色的脉冲染料激光治疗光老化皮肤的文章也报道了治疗后皮肤组织学的改变，他们发现，术后皮肤组织中 I 型胶原、III 型胶原、弹性蛋白、透明质酸、原胶原的含量有所增加。

七、痤疮的激光治疗

痤疮的发病率极高，常采用局部外用、口服抗生素和维 A 酸等治疗，但疗程较长，口服药物的副作用较多。近年来，光子治疗可快速、安全地减轻痤疮炎症，使痤疮的疗程明显缩短，为痤疮的治疗开辟了新的途径。

（一）痤疮概述

痤疮（图 3-5-9）是一种青春期常见的毛囊皮脂腺单位的慢性炎症性疾病，主要在面部出现白头与黑头粉刺、丘疹、脓疱、结节与囊肿，好发于面部、背部、胸部等富含皮脂腺的部位。个别患者甚至出现凹陷性或增生性瘢痕，严重影响患者的生活质量。

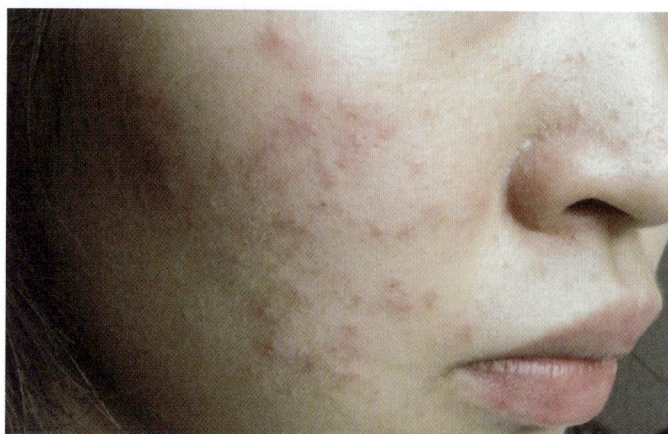

图 3-5-9　痤疮

1. 病因和发病机制　痤疮的发病主要与雄激素、皮脂分泌增多、毛囊口上皮角化亢进、痤疮丙酸杆菌及遗传等因素有关。

皮脂腺的发育受雄激素的调控。青春期雄激素的合成增加使皮脂腺增大、皮脂分泌增多，皮脂通过毛囊口排出到皮肤表面。痤疮患者的毛囊上皮角化异常，不能正常脱落，使毛囊口变小，皮脂淤积在毛囊口而形成粉刺。毛囊内正常寄生有微需氧的痤疮丙酸杆菌、马拉色菌及表皮葡萄球菌等，当毛囊内发生皮脂淤积时，这些微生物增殖，其中痤疮丙酸杆菌产生的酶能分解皮脂，产生的游离脂肪酸刺激毛囊而引起炎症反应。痤疮丙酸杆菌还产生一些低分子多肽，对中性粒细胞具有趋化作用，后者产生的水解酶使毛囊壁发生渗漏甚至破裂，毛囊内容物进入周围真皮组织，造成从炎性丘疹到囊肿性皮损的一系列临床表现。这就形成了皮脂增多→排脂受阻→细菌感染为轴心的痤疮发病机制。

此外，化妆品使用不当也会造成毛囊口的堵塞。精神因素所致的内分泌紊乱，烟、酒及辛辣食物的刺激，摄入过多的糖、脂肪，以及药物性雄激素等均可成为加重或促发因素。

2. 临床表现 痤疮的初发年龄：女性为 12~13 岁，男性为 13~14 岁。高发年龄：女性为 17~18 岁，男性为 19~21 岁。皮损主要发生于面部，尤其是前额、面颊部，其次是胸部、背部及肩部，多对称分布，常伴有皮脂溢出。

皮损初始为粉刺，由毛囊漏斗过度角化形成，分为开放性及闭合性两种。开放性粉刺又称黑头粉刺，皮损为针头大小，中央有明显扩大的毛孔，皮脂栓阻塞于毛囊口，表面因皮脂氧化而呈黑色，易挤出白色脂栓。闭合性粉刺又称白头粉刺，皮损呈白色或淡红色，直径为针头大小，很难看到开口。

粉刺可发展为炎性丘疹、脓丘疹或脓疱、结节及囊肿等。炎性丘疹一般为米粒至绿豆大小，可因炎症较重或人为地抠剥而化脓、感染，中心有脓头或呈脓疱。深在的皮损则形成结节，呈紫红色或暗红色，可高出皮面而呈半球形，有的则仅能触及。部分深在的皮损明显液化而形成囊肿，呈正常皮色或暗红色，高出皮面而呈半球形，触之有波动感。结节性痤疮及囊肿性痤疮多见于男性，不易消退。当继发细菌感染时皮损红肿明显，有压痛，愈后遗留萎缩性或增生性瘢痕。临床上常以炎性丘疹最多见，亦可数种皮损并存，伴轻微痒痛，病程呈慢性，时轻时重，常持续数年或到中年缓解而愈。

痤疮分为轻、中、重等不同的等级。①轻（Ⅰ级）：粉刺为主要的皮损，可有少量丘疹和脓疱，总病灶数少于 30 个。②中（Ⅱ级）：有粉刺，伴有中等量的丘疹和脓疱，总病灶数为 31~50 个。③中（Ⅲ级）：有粉刺，伴有大量丘疹和脓疱，偶见大的炎性皮损，分布广泛，总病灶数为 51~100 个，有少数结节。④重（Ⅳ级）：除上述皮疹外，还伴有结节，多数有疼痛并形成囊肿，结节或囊肿在 3 个以上。

除上述典型的寻常痤疮外，尚有许多特殊类型：如表现为严重的结节、囊肿、窦道、瘢痕的聚合性痤疮；痤疮突然显著加重，并出现发热等全身症状的暴发性痤疮；由雄激素、糖皮质激素、卤素等所致的药物性痤疮；接触石油、焦油、氯化烃等所致的职业性痤疮；婴儿期由于母体雄激素在胎儿阶段进入体内而出现的婴儿痤疮；与月经密切相关的月经前痤疮等。

3. 诊断和鉴别诊断 根据好发于青年男女，皮疹为散在性粉刺、丘疹、脓疱、结节及囊肿等，对称分布于颜面部、前胸部等特点可以诊断。本病应注意与酒渣鼻、特殊类型的痤疮、颜面播散性粟粒性狼疮等相鉴别。颜面播散性粟粒性狼疮的皮损为棕黄色或暗红色半球状或略扁平的丘疹，对称分布于眼睑、鼻唇沟及颊部，在下眼睑往往融合成片状。

4．治疗　治疗原则：去脂、溶解角质、杀菌及消炎。

痤疮的分级治疗如下。①轻（Ⅰ级）：外用药为主，辅以日常护理和物理治疗（包括光子治疗）。②中（Ⅱ级～Ⅲ级）：联合应用外用药、口服抗生素和物理治疗（包括光子治疗）。③重（Ⅳ级）：联合应用外用药、口服抗生素、口服异维A酸/抗雄激素类药物/糖皮质激素，以及局部注射糖皮质激素或α糜蛋白酶等。

（1）护理。避免使用含油脂及粉质过多的化妆品及糖皮质激素制剂。常用温水洗涤患处，建议使用含有硫黄的肥皂。避免挤捏、搔抓等刺激。少吃刺激性食物，多吃新鲜的蔬菜、水果等富含维生素的食物，控制脂肪和糖类的摄入，健全消化功能。

对于粉刺，可用特制的粉刺挤压器将粉刺内容物挤出。亦可使用药物面膜及石膏面膜。

（2）外用药。轻者仅以外用药治疗即可。可选用0.05%～0.1%维A酸制剂、2.5%～10%过氧苯甲酰制剂、1%林可霉素制剂、2%氯霉素水杨酸酊等。其中1%阿达帕林（芳香维A酸类）、5%过氧苯甲酰凝胶为目前疗效较好的外用药。

（3）局部注射药物。对结节性、囊肿性皮损可局部注射α糜蛋白酶。也可将曲安西龙混悬液或泼尼松龙混悬液加普鲁卡因少量注入结节性、囊肿性皮损内，每周1次，连续使用3～4次。

（4）内用药。

1）抗生素类。常用四环素或红霉素，常规用量口服1个月后逐渐减量至每日0.25～0.5 g，再维持数月。对其他抗生素无效的病例，可选用米诺环素，连服6～8周为1个疗程。

2）维A酸类。维A酸类能调节毛囊的角化过程、抑制痤疮丙酸杆菌、抗炎，用于囊肿性及聚合性痤疮较重者。用法：异维A酸口服，0.5～1 mg/（kg·d），连服4～8周。

3）雌激素类。抗雄激素类药物可减少皮脂分泌，对病情严重的男性病例可考虑口服己烯雌酚，2周为1个疗程，须服数月方可出现疗效。

4）糖皮质激素。仅用于严重的结节性、囊肿性及聚合性痤疮患者。用法：泼尼松30～40 mg/d，口服。

（5）光子治疗。见后文"（二）痤疮的光子治疗"。

（6）痤疮瘢痕的治疗。对于凹陷性瘢痕，可于痤疮发生的年龄阶段后期，在痤疮得到控制后行铒激光或超脉冲CO_2激光磨削术。对于增生性瘢痕，可用复方倍他米松（得宝松）注射液、曲安西龙混悬液或泼尼松龙混悬液局部注射。

（二）痤疮的光子治疗

1. 治疗机制　光子治疗痤疮的原理是应用光热作用。导致皮肤炎性反应的痤疮丙酸杆菌是厌氧菌，痤疮丙酸杆菌在其正常的新陈代谢过程中会产生内源性卟啉，其主要化合物是内源性卟啉。当这些细菌受到紫色/蓝色光子（波长峰值为 415 nm）的照射时，其产生的卟啉物质会增多，并在局部产生不稳定的单态氧。这种单态氧具有细胞毒性作用，可以使痤疮丙酸杆菌发生不可逆的功能丧失和死亡。具体过程如下：痤疮丙酸杆菌产生的卟啉物质经过紫色/蓝色光子的照射后，光子被吸收，卟啉物质受到光动力学的刺激；卟啉物质为了使其周围的氧分子转化为一种稳定的分子结构，会将其自身过多的能量输送到氧分子中，促使其成为高价氧分子，其结果是一种不稳定的、具有细胞毒性作用的三价单态氧分子被释放出来。这种三价单态氧分子可以引起细胞结构中某些物质的过氧化反应，能使痤疮丙酸杆菌细胞壁结构中含量丰富的类脂质发生氧化反应，最终结果是引起痤疮丙酸杆菌功能丧失和死亡。

上述过程能限制痤疮丙酸杆菌的生长，且对周围组织没有任何不良影响。另外，光子治疗的热作用会促使毛孔张开，使更多的氧进入毛孔，这也有助于杀灭厌氧的痤疮丙酸杆菌。

2. 光子治疗仪

（1）ClearLight 光子痤疮治疗仪。由美国科医人（Lumenis）公司生产，采用强脉冲光光源，波长为 405~420 nm，最大能量密度为 200 mW/cm^2，采用连续输出方式，治疗范围为 30 cm×30 cm。

（2）ClearTouch 光子痤疮治疗仪。由美国 Radiancy 公司生产，采用强脉冲光光源，波长为 430~1100 nm，能量密度为 2~6 J/cm^2，脉宽为 35 ms，最大光斑尺寸为 2.2 cm×5.5 cm。

3. 适应证　最适合轻度至中度炎症性痤疮，无法接受口服药物治疗，或是传统疗法效果不佳的情况。光子治疗可以用于各种肤色的皮肤及身体的各个部位，如面部、胸部、背部、肩部等。治疗期间还可以配合其他治疗方法，以提高疗效。

4. 禁忌证　敏感性皮肤者、光敏感疾病患者、正在服用或外用光敏性药物者以及孕妇等为禁忌证。由于光子治疗痤疮的原理在于清除痤疮丙酸杆菌，治疗可以缓解痤疮的炎症反应，对于一些无细菌的毛孔阻塞、粉刺、瘢痕及色素沉着等，光子治疗的效果不佳。对于较大而深在的囊肿性及结节性皮损，则不适合进行光子治疗。

5. 治疗方法　光子治疗痤疮的整个疗程分为 3~8 次，每周可治疗 2 次，共计 2~4 周。治疗后可配合皮肤护理及外用药物治疗。一般 1 年可进行 2 个疗程的治疗以维持效果。

（1）ClearLight 光子痤疮治疗仪治疗。①彻底清洁治疗区并完全卸妆。②为患者戴护目镜以保护眼睛，如果再盖上纱布垫，防护效果会更好。③患者与光源保持约 25 cm 的治疗距离，用数码相机照相，计算病损个数。④开灯后等待 3~4 分钟至光源稳定。⑤开启测光表，不可把上面的黑色盖子打开。把测光表垂直放在两侧灯管正中下方，距离约 25 cm，表上的数值即能量密度，将能量密度调节为 55 mW/cm^2 或以上。⑥开启治疗光源并倒计时 15~18 分钟（要扣除等待光源稳定的时间），治疗时间显示在屏幕上。如果 50% 以上的病损集中在面中部，将治疗时间延长为 18~20 分钟。必要时可开启内置风扇，以减少闷热不适。疗程结束后，无须搽药，也无须刻意进行防晒。照射后患者会有轻微的温热感，皮肤容易发烫、干燥，必须加强保湿。

（2）ClearTouch 光子痤疮治疗仪治疗。治疗前彻底清洁治疗区并完全卸妆，能量设置于 "45"~"75" 挡（相当于最大能量密度的 45%~75%），先从低能量开始，至照射后局部轻度发红、患者感觉发热和轻微疼痛为宜。依次照射治疗区域，每次治疗不超过 15 分钟。

6. 光子治疗的疗效和优点　光子治疗后痤疮可明显减轻并慢慢消失，一般在 1 个月内可有效清除 60% 以上的痤疮皮损，因此光子治疗被认为是目前治疗活动性痤疮较为快捷的方法。光子治疗一般不会损伤皮肤，不会因治疗而留下瘢痕，基本没有副作用，个别患者可能出现皮肤干燥、发红等。美国纽约州立大学 Shalita 的研究显示，炎症性痤疮的患者接受每周 2 次、共 8 次的蓝光照射治疗（疗程约 1 个月），可消灭 90% 的痤疮杆菌，可以快速减少 60%~70% 的炎性病灶，疗效维持 1~2 个月或更久。

传统的治疗方法是在患部涂搽各种外用药或者口服抗生素，如四环素、异维 A 酸类药物。这些方法会有较好的疗效，但长期使用时副作用很多，禁忌证多，并且容易使病菌产生耐药性。安全剂量下药物治疗最快也需要 2~3 个月的时间才能见效。

综上所述，新型光子治疗技术可以快捷地杀灭痤疮丙酸杆菌，疗效较显著，可明显缩短痤疮治疗的疗程，治疗过程无刺激性、无副作用，不会产生耐药性，无痛苦。光子治疗可以作为痤疮治疗的一种新的方法。

八、皮肤良性肿瘤的激光治疗

本部分所涉及的疾病主要包括部分皮肤良性肿瘤，如各种疣、黄瘤等。该组疾病的皮损以局部增生为主要表现，传统的治疗方法有冷冻、化学剥脱、电离子、普通 CO_2 激光和手术等，这些方法的优缺点各异，宜酌情选取。但总体来说，新型超脉冲 CO_2 激光和铒激光等可对病变组织进行瞬间气化，使病变组织被逐层破坏、消除而达到治疗目的。其作用深度可精确控制，且操作简便快速、创面出血少、视野清晰；由于新型激光的脉冲持续时间短于皮肤组织的热弛豫时间，因而对周围组织的热损伤微小，术后反应小，瘢痕发生率极低。超脉冲 CO_2 激光和铒激光等已成为治疗上述疾病的理想方法。

（一）粟丘疹

粟丘疹为起源于表皮或附属器的良性肿物或潴留性囊肿，可分为原发性及继发性两种。前者可由新生儿期开始，由未发育的皮脂腺或毳毛漏斗部下端的上皮形成。后者可继发于光照后、大疱性类天疱疮、大疱性表皮松解症等表皮下大疱病、Ⅱ度烧伤及皮肤磨削术后表皮或皮肤附属器上皮增生所致的潴留性囊肿。

1. 临床表现　本病多见于女性。原发性皮损好发于颜面部，特别是眼睑周围。继发性皮损则发生于原有皮疹的表面及其周围。粟丘疹（图 3-5-10）为黄白色、坚实性球状丘疹，表面光滑，顶部尖圆，无融合，直径为 1～2 mm，上覆极薄的表皮，似米粒埋于皮内，可挤压出坚实的角质样球状颗粒。皮损发展缓慢，可持续多年，偶可自然脱落消失。患者通常无自觉症状。

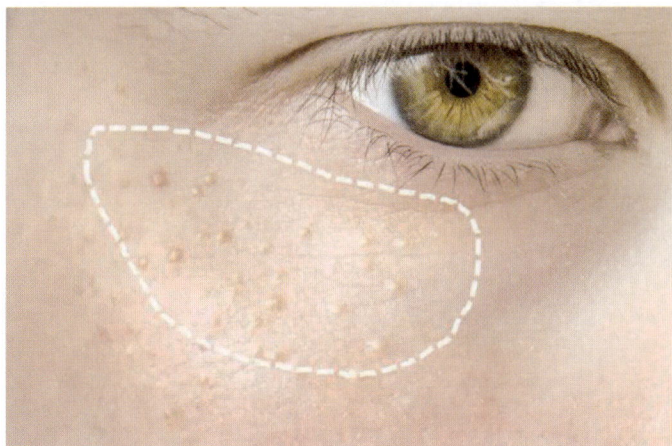

图 3-5-10　粟丘疹

2. 组织病理　囊肿位于真皮内，原发性粟丘疹起源于毳毛漏斗部，而继发性粟丘疹则可起源于小汗腺导管、皮脂腺导管、毛囊及表皮，囊壁为复层鳞状上皮，囊内为环状排列的角质，类似于表皮囊肿，但形态较小。

3. 激光治疗　局部消毒后用针挑破表皮，挑出黄白色小颗粒即可。对针挑有困难者可用 CO_2 激光治疗，如用 UltraPulse 的 0.2 mm 手具，脉冲式输出，功率为 1 W。先将皮损表面气化出一微孔，再将皮损内黄白色潴留物挤出。若囊壁较厚、瘤体较硬，则用 1 mm 手具直接气化。

（二）汗管瘤

汗管瘤是一种向末端汗管分化的汗腺瘤，女性多见，青春期、妊娠期、月经期加重，故考虑与内分泌有关。部分患者有家族史。

1. 临床表现　多数患者的皮损对称分布于下眼睑（图 3-5-11），亦见于前额、两颞、颈部、腹部和女性会阴。少数发疹性汗管瘤可全身广泛性对称性发疹，皮疹为粟粒至绿豆大小、稍高于皮面的正常肤色或浅褐色扁平丘疹。皮损很少自行消退，皮损增大到一定程度后不再长大，但未见恶变者。患者常无自觉症状，发生于女性会阴者常可伴剧烈瘙痒。有些患者在炎热、出汗时有轻度的烧灼感。

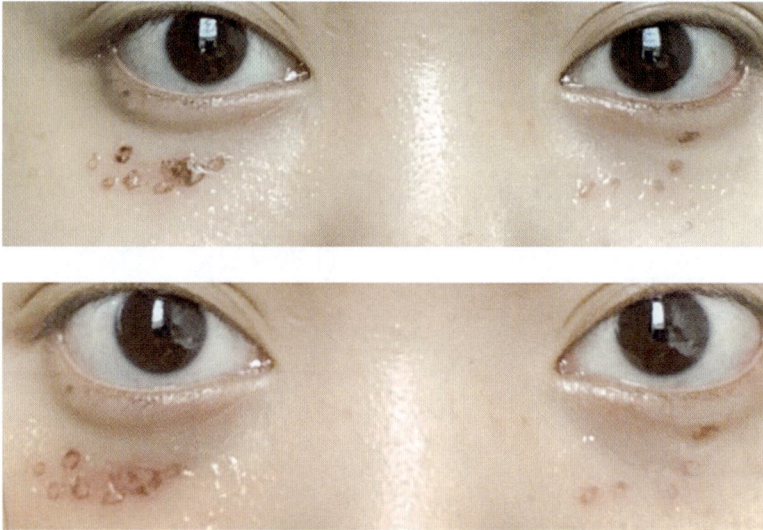

图 3-5-11　汗管瘤

2. 组织病理　真皮内可见较多小导管，导管腔内含无定形物质，管壁由两排上皮细胞构成，上皮细胞大多形态扁平，内排细胞偶有空泡化。上皮细胞团呈圆形、椭圆形或蝌蚪状。此外，尚可见与导管无联系的嗜碱性上皮细胞束。近表皮处可见囊样导管腔，管腔内充满角蛋白，囊壁衬以含透明角质颗粒的细胞。

3. 激光治疗　首选 CO_2 激光。常规消毒，局部麻醉，用 5 W 普通 CO_2 激光聚焦光束对准皮损处烧灼。但普通 CO_2 激光在烧灼时深度不易控制，用超脉冲 CO_2 激光 UltraPulse 可以大大提高治疗的安全性。参数选择：光斑直径为 1 mm 的手具，能量为 250 ~ 300 mJ，功率为 1.0 ~ 1.2 W。由表皮向汗管瘤深处依次气化，术中应尽量瞄准淡黄色较硬的沙砾样汗管瘤组织，将其气化去除，但不可气化过深，以免造成瘢痕。一般气化 2～3 遍即可。若仍有汗管瘤组织残留，术后 1 个月透过新生组织可见清晰的瘤体，必要时可再次气化。为减少热损伤，每气化 1 遍均须用生理盐水纱布或棉签擦除创面干燥的组织碎屑。术毕外用金霉素眼膏，创面暴露，或用无菌纱布覆盖。

（三）毛发上皮瘤

毛发上皮瘤又称囊性腺样上皮瘤，可分为孤立性和多发性毛发上皮瘤。多发性毛发上皮瘤与遗传有关，多为常染色体显性遗传，孤立性毛发上皮瘤患者则无明显家族史。通常认为毛发上皮瘤是一种来源于多能基底样细胞并向毛发结构方向分化的肿瘤。

1. 临床表现　①多发性毛发上皮瘤。多发病于 20 岁以前，发育期明显，女性多见。皮损对称分布于鼻部两侧，偶见于头皮、颈部、躯干上部，为透明感的丘疹（图 3-5-12）、结节，常并发圆柱瘤。发生后数年内皮损可逐渐长大，但之后停止增长。个别病例的小皮损可融合成较大的结节，甚至出现类似黑热病后皮肤利什曼病的狮面状表现。②孤立性毛发上皮瘤较少见，各年龄段人群均可发生，成人多发。皮损常为单个，比多发性的大，直径约为 0.5 cm，偶见较大者。面部多见，其他部位（包括头皮顶部、大腿）也可出现皮损。患者无自觉症状。

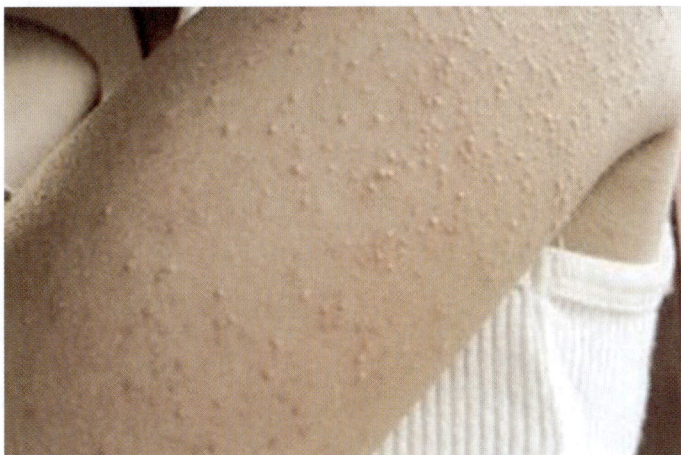

图 3-5-12　毛发上皮瘤

2. 组织病理　多发性皮损可见基底细胞样瘤细胞团和特殊的角质囊肿，囊肿为未成熟的毛发结构；孤立性皮损可见很多角质囊肿，以及少数基底细胞样细胞团。

3. 激光治疗　孤立性皮损可采用手术切除，多发性皮损可用激光治疗（参见汗管瘤的激光治疗）。

（四）疣

疣是由人乳头瘤病毒选择性感染皮肤或黏膜上皮引起的表皮良性赘生物，临床上分为 4 型，即寻常疣、跖疣（图 3-5-13）、扁平疣及尖锐湿疣。

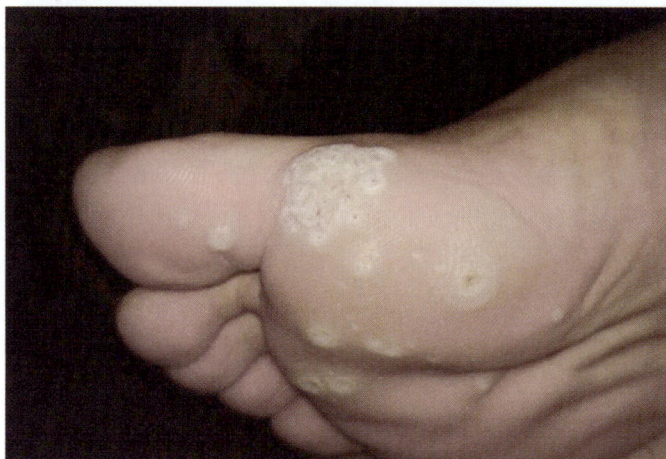

图 3-5-13　跖疣

1. 临床表现

（1）寻常疣。俗称"刺瘊""瘊子"等，多发生在青少年的手背、足背、手指、足趾等处，为单个或多个针头至黄豆大小的圆形角化性丘疹，表面粗糙，质地略硬。首发的皮损通常较大，被称为"母瘊"。周围较小者呈卫星状排列。皮损被撞击或摩擦后易出血。多数皮损可在 2 年内自然消退，也可数年不愈。除在摩擦部位有碍活动和有压痛外，患者无其他自觉症状。若突然出现痛痒，皮损底部发红、肿大，疣体则可能会逐渐消退。发生在甲周者称甲周疣。发生在甲床者称甲下疣，甲可被顶起、变形。疣体呈细长状突起，顶端角化者，称丝状疣，好发于颈部、眼睑。疣体表面呈参差不齐的指状突起者，称指状疣，好发于头皮及趾间。

（2）跖疣。跖疣为发生于足底的寻常疣，多发生在足底前部受压部位，也可散在发生于足底各处。皮损表面有角质斑块，粗糙不平，边界清楚，中央稍凹，走路时可有压痛。皮损易出血。皮损周围角质受疣体挤压而增厚明显，形成角质环。如以小刀刮去表面角质层，则可见角质层与疣的环状交界线，中心可见点状出血。若有陈旧性血液渗出，则可呈紫黑色出血点。皮损可单发，也可多发，有时数个疣融合成片，表面覆以较厚的角质层。削除角质层后，有数个淡红色被切断的角质软芯者称为镶嵌疣，好发于手部、足跟、跖骨头部和趾间受挤压部的皮肤。发生于手掌者称为掌疣。跖疣呈慢性病程，有的可自然消退，一般认为儿童的皮损较成人的易于消退。

（3）扁平疣。扁平疣好发于青少年，多分布于面部、手背、颈部、胸部以及前臂及下肢的屈侧。皮疹为针头至米粒大小的、正常肤色或浅褐色扁平的丘疹，数目较多，散在或聚集，如经搔抓可发生自体接种，可沿抓痕呈串球状排列，即Koebner现象（同形反应）。患者无自觉症状或偶有微痒，可自愈，愈后不留瘢痕，也可持续多年不退。

（4）尖锐湿疣。尖锐湿疣又称性病疣或生殖器疣，是我国目前最常见的性传播疾病之一。引起尖锐湿疣的病毒主要是HPV-6、HPV-11、HPV-16、HPV-18。本病多发生于青壮年，男性多于女性，潜伏期为1~8个月，平均约为3个月，好发于外生殖器及肛周。皮损初起为少数淡红色小丘疹，逐渐增大、增多，倾向融合，有疣状、乳头状、菜花状。患者无自觉症状或感到轻微瘙痒，巨大型尖锐湿疣有癌变倾向。

2. 组织病理　以颗粒层及棘层上部空泡细胞、核深染和电镜下可见核内病毒颗粒为共同特征。寻常疣还可见角化过度与角化不全、棘层肥厚和乳头瘤样增生。扁平疣可见角质层内网状空泡形成、不规则的棘层增厚，但无乳头瘤样增生。

3. 诊断和鉴别诊断　根据病史、临床表现可做出诊断，必要时可行病理及电镜检查。跖疣应与鸡眼、胼胝相鉴别，面部扁平疣应与汗管瘤相鉴别。

4. 激光治疗　普通CO_2激光是目前治疗尖锐湿疣的主要手段。新型超脉冲CO_2激光和铒激光可简便快捷地将疣体组织气化清除，且对周围组织的热损伤极小，术后恢复快，不易遗留瘢痕。

（1）进行皮肤及手具的常规消毒，皮损下局部浸润麻醉。

（2）激光和激光参数的选择。

1）UltraPulse超脉冲CO_2激光。气化用电脑图形发生器（computer graphics generator, CPG）手具，能量为500 mJ，功率为25~50 W。切除用激光和激光参数的选择：光斑直径为0.2 mm的手具，能量为300 mJ，功率为12~15 W。

2）SilkTouch激光。可用125 mm手具（光斑直径为0.6~3.0 mm，能量密度为5~15 W）进行气化，也可用连续波进行切割。

3）Er：YAG（铒激光）。选择直径为3 mm的光斑，频率为1~10 Hz，能量密度应为5~15 J/cm^2，进行气化。铒激光对周围组织的损伤较CO_2激光小，气化更精细，但对于同样的治疗深度，用铒激光比用CO_2激光需要更多的脉冲次数。如果疣体较大、较深，宜用CO_2激光治疗。用铒激光治疗扁平疣则比较合适。

（3）治疗方法（以UltraPulse为例）。根据皮损大小选择合适的手具和光斑，气化皮损，气化范围应包括皮损外1~5 mm。

1）寻常疣。可选用0.2 mm手具，从疣体基底部沿皮肤切线方向切割，再用直径2~3 mm的CPG手具将基底部气化，直至露出正常组织。应注意甲周疣的疣体常侵犯到甲板下面和甲板周围，位于甲上面的疣用 CO_2 激光气化，避免撕裂指甲；位于甲下面的疣应继续气化彻底，但要注意尽量保留残余的指甲。

2）扁平疣。可用直径 1 mm 的手具气化皮损，应避免气化过深而造成瘢痕。

3）跖疣。用直径 2~3 mm 的 CPG 手具将疣体气化，直至露出正常组织。

4）尖锐湿疣。气化前可先用 0.2 mm 的手具，从皮损的基底部以上按皮肤的切线方向进行切除；然后用直径 2~3 mm 的 CPG 手具将基底部气化（增生隆起不显著的皮损不须切割，直接用 CPG 手具气化），至疣体组织消失、基底呈点状渗血为止；最后抬高手具，将出血点凝固即可。若有较大的、难以用激光凝固的血管，可缝合止血。对巨大型尖锐湿疣，可分次治疗。术毕，创面处外用抗生素软膏，较小的创面暴露，较大的创面用无菌纱布包扎。

（4）烟雾的处理及防护。当疣或其他一些组织被激光气化时，会产生一种由蒸气和细微粒组成的烟雾。在其中可检测到乳头瘤病毒 DNA 和病毒颗粒。这些颗粒是否有感染性目前还不确定。至今，激光手术时是否会发生人乳头瘤病毒的自然传染还没有被证实。然而，疣传染的危险确实存在。因此，在激光手术时应使用功能良好的吸烟装置，并戴防护等级较高的口罩，使危险降低到最低限度。

（五）睑黄瘤

睑黄瘤又称睑黄疣，是脂质代谢障碍性皮肤病中的一种。黄瘤是指皮肤和肌腱上黄色或橙色的斑疹或结节。睑黄瘤是黄瘤中最常见者。

1. 临床表现　好发于上眼睑内眦部，皮疹为长 2~30 mm 的黄色圆形或椭圆形斑块（图 3-5-14），常对称分布，皮疹较持久，呈进行性多发，并可互相融合。患者无自觉症状。黄瘤可伴随或不伴随高脂蛋白血症，好发于中年人，尤其是患有肝、胆疾病的女性。

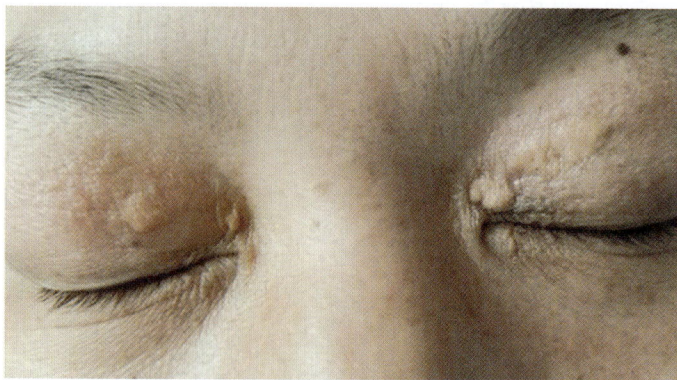

图 3-5-14　睑黄瘤

2. 组织病理　表皮正常或发生压迫性变薄，真皮中可见泡沫细胞或黄瘤细胞呈群集性浸润，常见 Touton 多核巨细胞和胆固醇裂隙。早期皮损中常混有炎症细胞，消退期时炎症细胞被成纤维细胞取代。

3. 激光治疗　以往对睑黄瘤的治疗常采用化学剥脱、液氮冷冻、电凝固等，疗效均不确切，操作复杂且深度不易掌握，治疗过浅易复发，过深则易出现瘢痕。对较大的睑黄瘤多采取手术切除的方法，但切口瘢痕会影响外观。

目前新型的 CO_2 激光和铒激光在治疗睑黄瘤方面具有特别的优势，激光气化时减少了不必要的热损伤，治疗较精确、彻底。治疗方法：常规消毒和局部麻醉，用生理盐水湿纱布保护皮损周围的皮肤及眼睛。激光和激光参数的选择如下。① UltraPulse 脉冲 CO_2 激光：用 CPG 手具，光斑直径为 2~3 mm，能量为 500 mJ，功率为 25~50 W。② SilkTouch 激光：可用 125 mm 手具，光斑直径为 1.2~3.0 mm，功率为 5~15 W。③ Er：YAG（铒激光）：可用直径 3 mm 的光斑，频率为 1~10 Hz，能量密度为 5~15 J/cm^2。铒激光对周围组织的损伤较 CO_2 激光小，气化更精细，但对于同样的治疗深度用铒激光比用 CO_2 激光需要更多的脉冲次数。用上述激光逐层气化至完全清除黄色组织即可。治疗时，应掌握好范围和深度，不可气化过深，以免引起较大的瘢痕。若皮损大而深，可采取分次治疗。

九、牙齿美白的激光治疗

激光牙齿漂白术的诞生使得牙齿美白可以在舒适、无痛的情况下短时间内完成。

（一）治疗机制

独特波长的激光被特制的光敏催化剂吸收，可增强及加速 H_2O_2 溶液与牙齿色素的氧化还原反应，从而使牙齿表面的色素颗粒氧化分解，恢复牙齿洁白、健康的色泽。

（二）适应证

经常接触含色素物质（烟、茶、红酒、可乐、咖啡等）造成外源性染色的黄牙、黑牙，以及氟斑牙、年龄性变色牙、轻中度四环素牙等。

（三）禁忌证

（1）牙齿过于敏感的患者。包括：因牙釉质严重酸蚀，较大的牙髓暴露于根面者；正畸牙移位致暂时性充血者；主诉牙齿敏感的患者。

（2）牙齿表面只有白色或白垩色斑点，漂白治疗常不能去掉这些斑点。微磨损能有效去掉这些斑点。

（3）相当黑的着色，特别是有环状或不均匀分布的颜色，如重度四环素染色牙，则宜选择其他修复治疗。

（4）已经经过黏接、覆盖或大面积修复治疗的牙齿。其可能不会出现足够的牙釉质反应，漂白剂还可损害修复性材料。

（5）过分挑剔或期望太高的患者。漂白效果并不是十分完美的，因为它仅能改变有缺陷的变色牙的颜色。期望达到像广告中所宣传的那样洁白的效果是非常困难的。

（四）牙齿美白激光仪

1. 美国 AccuCure3000A 型离子齿科漂白用激光机 功率为 150～400 mW，波长为 457～501 nm，连续波。

2. OpusWhite 半导体牙齿美白激光仪 波长为 830 nm，功率为 0.5～5 W，脉宽为 0.05～30 ms，采用光纤传输，具有单齿和双齿两种激光治疗手具。

3. LaserSmile 半导体牙齿美白激光仪 波长为 810 nm，最大功率为 10 W，其手柄较符合牙齿的生理结构，同时能够治疗 4 颗牙齿。

（五）操作方法（以 OpusWhite 为例）

1. 术前准备

（1）物品准备。包括开口器、比色板、凡士林、护目镜、纱布、药棉、棉签、生理盐水。

（2）确定需要漂白的目标牙齿数（通常每侧 8 颗）。

（3）用比色板对目标牙齿进行比色，确定治疗前的牙齿色阶，作为治疗前、后疗效比较的依据。

（4）患者漱口。

2. 漂白药物

（1）Part A。固体漂白剂，二氧化硅（SiO_2）的纯度大于 95%。性质：白色粉末，无毒，无味。注意事项：操作时需要戴口罩、手套、护目镜；如果吸入该粉末，要大量呼吸新鲜空气；如果接触到眼睛，则要用流动水持续冲洗，必要时去医院就诊。

（2）Part B。液体漂白剂，过氧化氢（H_2O_2）溶液，浓度为 35%。性质：无色透明溶液，强氧化剂。注意事项：操作时需要戴口罩、手套、护目镜；绝对避免接触到皮肤或眼睛，万一接触则要用大量流动水持续冲洗 15 分钟以上，必要时去医院就诊。

（3）牙龈保护剂，二氨基甲酸酯。性质：白色凝胶，不溶于水，稳定。

（4）中和剂。无机盐和缓冲剂的悬浮剂，浓度为20%，无机盐的成分为碳酸盐和硫酸盐。性质：白色，无毒，会沉淀。作用：中和 H_2O_2 溶液对牙齿的刺激作用。

3．调配　准备一个干净的小容器（小玻璃杯等），先倒入少许 Part A 药物（SiO_2 粉末），再倒入少许 Part B 药物（H_2O_2 溶液），然后将两种药物充分搅拌均匀直到变成淡蓝色混合物，类似果冻状（尚不能流动）即可。漂白药物要现用现调。

4．治疗

（1）用开口器撑开患者的上下唇，充分暴露出目标牙齿。

（2）用棉签填塞牙龈与上下唇之间的缝隙，在唇部黏膜上涂凡士林以保护黏膜。

（3）用生理盐水仔细清洁目标牙齿，然后擦干。

（4）保护牙齿。把牙龈保护剂涂在牙龈和齿面交界处，厚度约为 2 mm，仔细观察有无细小的牙齿缺损处和龋齿，对这些部位要重点保护。

（5）将调配好的药物涂在目标牙齿上，厚度为 2~3 mm。药物不可接触到牙龈或口腔黏膜。

（6）操作者戴上护目镜，开机，选定参数。常用单脉冲、功率 3 W、释放时间 30 秒。

（7）手持治疗手具，在距离牙面 1.5 cm 处均匀照射，让红色瞄准光斑在单颗牙面上缓慢、匀速移动；30 秒后停止，再用棉签搅动一下该牙面上的药物（以后每隔 1 分钟搅动 1 次）；接着治疗下一颗牙，依次进行直到第 1 遍结束；如果患者感到疼痛或明显敏感，则需要降低能量或停止治疗。

（8）用棉签小心擦去药物，避免药物接触牙或唇黏膜；再用生理盐水清洁牙面；此时要注意患者的反应，在疼痛和麻木处再涂一些中和剂。

（9）在治疗过程中要随时注意患者的反应，如有无明显的疼痛、麻木感；如果有唾液，可让患者咽下或吸出；嘱患者不要张口，以防止异物进入口腔；治疗时要避开牙齿缺损处和龋齿。

（10）第 2 遍治疗步骤同上。

5．术后处理和注意事项

（1）术毕彻底清除药物，再用生理盐水清洁牙面，然后涂上中和剂。

（2）在 24 小时内牙齿会有轻微酸痛等症状，多在 48 小时内消失，必要时可服用镇痛药治疗。

（3）嘱患者治疗后 72 小时内不要接触任何含色素的物质，如烟草、咖啡、茶水等，戒烟 1 周以上，增加刷牙次数并提高刷牙的质量。

（4）在治疗后 2~3 天，由于氢氧自由基的延续作用，牙齿会继续变白。

（5）有时会发生漂白不均匀的情况，但经过一段时间后能够逐渐恢复。

（6）一次的疗效与患者的期望值有差异时，可在 1 个月后再次进行治疗。

6. 激光牙齿美白的优点　传统的牙齿漂白治疗需连续进行 3~6 周，疗程冗长且效果不佳，还容易引起牙齿敏感、酸痛，并可出现牙齿损伤。激光牙齿美白治疗则只需 1~2 小时的时间，多数患者只需 1~2 次治疗，治疗后牙齿洁白而有光泽。激光治疗过程中患者通常无明显疼痛，不会出现牙齿损伤，几乎无副作用。

十、瘢痕的激光治疗

尽管对伤口愈合和胶原代谢的了解不断深入，但瘢痕的根除仍然很困难。手术切除、糖皮质激素注射、压迫治疗、皮肤移植、冷冻治疗和放射治疗等对瘢痕有不同程度的疗效。但大多数治疗方法的疗效较差，副作用严重。随着激光技术的发展，已有多种激光用于瘢痕的治疗，最初被报道用于治疗瘢痕的激光有普通 CO_2 激光、氩离子（Ar^+）激光、Nd∶YAG 激光。由于 CO_2 激光和 Ar^+ 激光不能抑制瘢痕的增生和防止复发，临床疗效不肯定，现多不用；Nd∶YAG 激光的热损伤太大，目前应用得也较少。目前常用于瘢痕治疗的激光和强脉冲光有脉冲染料激光、可调脉宽倍频 Nd∶YAG 激光、PhotoDerm 强脉冲光、超脉冲 CO_2 激光和铒激光等，临床上已取得了良好的疗效。激光为瘢痕的治疗开辟了新的途径。

（一）Nd∶YAG 激光

Nd∶YAG 激光的作用机制为抑制胶原合成。一些学者通过临床观察发现，Nd∶YAG 激光在无明显热作用时就能消除瘢痕疙瘩，而 Ar^+ 激光、CO_2 激光等则无此效应。用 Nd∶YAG 激光照射皮肤，皮肤内的胶原含量在伤后 60 天仍明显低于正常，说明 Nd∶YAG 激光能抑制皮肤胶原的合成。有研究表明，Nd∶YAG 激光能选择性地抑制瘢痕处成纤维细胞的胶原合成和 I 型前胶原基因的表达。

（二）超脉冲 CO_2 激光、铒激光

1. 作用机制　新型高能超脉冲 CO_2 激光和铒激光不同于以往的普通 CO_2 激光，它们采用高峰值短脉冲技术，能使激光在整个短脉冲期内保持高峰值能量，可在瞬间准确地气化瘢痕组织，且其作用于瘢痕组织的时间短于向周围组织的热弛豫时间，因此可最大限度地减少组织的热损伤。术后炎症反应轻，恢复快，色素沉着等并发症少。配合

CPG 进行扫描磨削可使操作更加精确、快捷，患者痛苦小，疗效好。超脉冲 CO_2 激光和铒激光对真皮的热作用还能引起真皮胶原收缩、再生和重塑，因此通过磨削治疗凹陷性瘢痕等的效果较理想。

2. 适应证　①面部患水痘、痤疮后遗留的凹陷性瘢痕。②影响美观的表浅性瘢痕。③无功能障碍的成熟期增生性瘢痕。④桥状瘢痕。⑤增生活动期的增生性瘢痕和瘢痕疙瘩须结合糖皮质激素注射、放射治疗等。

3. 禁忌证　①增生活动期的增生性瘢痕和瘢痕疙瘩。②伴有功能障碍的瘢痕须通过手术治疗。③部分蹼状瘢痕。④局部有感染灶、青春期或面部痤疮反复发作而未达到稳定状态的患者。⑤近期正在接受放射治疗、糖皮质激素注射治疗以及口服维 A 酸等，应间隔一段时间再治疗。⑥肝、肾功能异常或者血糖水平明显升高者。⑦瘢痕体质者。⑧有明显色素代谢紊乱者，如内分泌失调、艾迪生病、进展期白癜风等的患者。⑨精神异常、对治疗效果抱有不切实际的幻想者。

4. 治疗方法　术前常规进行血常规、出凝血时间、肝功能、肾功能、血糖等化验，以及胸部透视、心电图等检查。可用复方利多卡因乳膏（EMLA）行表面麻醉，必要时可采用局部浸润麻醉及神经阻滞麻醉。对儿童患者可采用基础麻醉或全身麻醉。

（1）凹陷性瘢痕。先磨平凹陷性瘢痕边缘高起于正常皮肤的"坎"，再做整体性磨削。待新生上皮修复后，原有的"深坑"会变成"浅坑"，使皮肤整体上看起来比较平整、光滑而达到治疗目的。外观仍不满意者可于半年后再次行磨削术。

（2）小的桥状瘢痕。可将皮桥挑起，用激光切断皮桥及两端的基底部，再将基底部磨削气化平整。对于较大的桥状瘢痕，可先切断皮桥一端的基底部，掀起皮桥，将桥下的瘢痕磨削清除，再将基底部磨削平整，然后将桥面的皮肤组织贴回创面处，加压包扎。

（3）成熟的增生性瘢痕。用激光磨削平整即可。对于隆起明显的增生性瘢痕，可先用连续光波将瘢痕组织从基底平面切割下来，再磨削平整。

（4）增生活动期的增生性瘢痕和瘢痕疙瘩。行激光磨削治疗后，一旦创面愈合，须立即采用皮质激素注射、放射治疗或用脉冲染料激光、可调脉宽倍频 Nd：YAG 激光、PhotoDerm 强脉冲光等进行治疗，否则易造成瘢痕复发甚至范围扩大。

5. 术后处理

（1）术后创面暴露，外用湿润烧伤膏，渗出明显者可用冷的生理盐水湿敷；术后也可用凡士林油纱布覆盖创面，涂一薄层抗生素软膏，无菌敷料包扎。如患者的灼热感较重，可在敷料外放置冰袋，渗液明显时及时更换敷料。10 天左右油纱布可自行脱落。

（2）创面面积大者术后口服抗生素 5 天。

（3）为减少术后色素沉着，可用维生素 C 加还原性谷胱甘肽注射液 2 ~ 3 g 静脉滴注，每日 1 次，连用 1 周。数月内避免日光暴晒。

（4）预防瘢痕增生。创面愈合后，可外用复方肝素钠尿囊素凝胶（康瑞保）或将瘢痕贴贴于表面，以防止瘢痕增生。如有增生趋势，应采用糖皮质激素注射、放射治疗或用脉冲染料激光、可调脉宽倍频 Nd：YAG 激光、PhotoDerm 强脉冲光等进行治疗。

6. 副作用

（1）红斑是伤口愈合过程中必然出现的，红斑消退所需的时间一般为数周。

（2）感染。感染的发生率较低，多与术中无菌操作不规范、术后护理不当及患者的抵抗力低有关。

（3）色素沉着和色素减退。色素沉着的程度与肤色的深浅成正比，出现的色素沉着一般需要 2 ~ 6 个月才能消退，个别患者可能需要 6 ~ 12 个月。色素减退非常少见。

（4）瘢痕增生是瘢痕磨削术后重要的并发症。治疗前应详细询问病史，明确瘢痕的分期、是否为瘢痕体质等，严格掌握手术适应证。术后采取预防措施，一旦发现有瘢痕增生的迹象，应积极治疗。

（三）脉冲染料激光、可调脉宽倍频 Nd：YAG 激光、PhotoDerm 强脉冲光

1. 作用机制　早期的瘢痕组织有丰富的毛细血管，组织处于高度充血状态，可见较多大而弯曲、缺乏交通的微血管。随着瘢痕的发展，血管逐渐减少，瘢痕趋于稳定。因此，减少血管或血供可防止或抑制瘢痕组织增生。

针对早期瘢痕富含血管的特点，临床上用于血管性病变治疗的激光如 585 nm 脉冲染料激光、可调脉宽倍频 Nd：YAG 激光以及 PhotoDerm 强脉冲光等也可用来治疗瘢痕。该类激光或强脉冲光的照射能使胶原变小、原纤维增加。其机制可能与局部肥大细胞数量的增加有关。肥大细胞释放的组胺对胶原的合成有正、负两方面的作用；肥大细胞可合成多种细胞因子，这些细胞因子的出现以及组织内血管再通也许说明激光刺激胶原重建与其破坏微血管有关。此外，该类激光的治疗机制可能还包括：①皮肤热传导（来自血管），刺激胶原；②组织氧合作用缺乏，导致胶原降解和胶原酶释放等。

2. 适应证　从理论上讲，只要瘢痕组织中含有丰富的血管组织，上述激光治疗就可能有效。因此，上述激光治疗瘢痕的适应证包括以下几种。①早期的增生性瘢痕和瘢痕疙瘩，表面明显发红者。②早期膨胀纹（又称萎缩纹），因妊娠而发生者又称妊娠纹，表现为萎缩的条纹状或皱纹样皮肤。膨胀纹早期表现为红斑和纤维化，因此，临床和组织学上类似于增生性瘢痕早期。晚期膨胀纹和成熟的瘢痕相同，有色素减退和纤维化。③成熟期的增生性瘢痕、瘢痕疙瘩，可先用超脉冲 CO_2 激光或铒激光进行磨削治疗，然后再用上述激光治疗。

3. 禁忌证　①伴有功能障碍的瘢痕。②部分蹼状瘢痕。③局部有感染病灶。④血糖水平明显升高者。⑤近期正在接受放射治疗、糖皮质激素注射治疗等。⑥精神异常、对治疗效果抱有不切实际的幻想者。

4. 治疗方法

（1）585 nm 闪光灯泵脉冲染料激光。术前一般不用麻醉，必要时可用复方利多卡因乳膏（EMLA）行表面麻醉。治疗增生性瘢痕和瘢痕疙瘩时，一般平均能量密度为 $6.0 \sim 7.0 \ J/cm^2$，光斑直径为 $5 \sim 7 \ mm$。膨胀纹对低能量密度（$3.0 \ J/cm^2$）的激光反应较好。每个光斑之间不重叠。治疗后局部会立即产生不同程度的充血反应，组织呈暗红色。膨胀纹的照射由于能量密度低，故无须产生典型的暗红色充血反应，但通常应出现轻度的粉红色反应。增生性瘢痕和瘢痕疙瘩在激光照射后，如不出现暗红色反应，可以使光斑重叠或重复 2 个激光脉冲。术后 4 周评价治疗效果，并根据疗效用同样或稍高的能量密度再次治疗。如果治疗后出现色素沉着斑，必须延长治疗间隔，以便有足够的时间使色素消退，然后再次评价疗效并进一步治疗。

用 585 nm 脉冲染料激光治疗瘢痕和膨胀纹的次数依赖于皮损的表现形态和激光对瘢痕处胶原及创面愈合的作用。一般情况下，增生性瘢痕需要 $2 \sim 4$ 次的治疗；瘢痕疙瘩的治疗次数最多，需 $2 \sim 6$ 次才能获得理想的平整度和光泽度；而早期膨胀纹的治疗次数较少，为 2 次左右。

（2）可调脉宽倍频 Nd：YAG 激光。VersaPulse 可调脉宽倍频 Nd：YAG 激光系统采用波长为 532 nm 的 Nd：YAG 激光，其脉宽在 $2 \sim 100 \ ms$ 可调。其治疗血管性病变的疗效较理想，用于瘢痕的治疗同样能取得良好的疗效。治疗瘢痕时先试用较低的能量密度来治疗：能量密度为 $7 \sim 20 \ J/cm^2$，脉宽一般为 $5 \sim 15 \ ms$，以后再逐步调高能量密度。

（3）PhotoDerm 强脉冲光。强脉冲光在血管性病变的临床治疗中取得了令人瞩目的效果。PhotoDerm 这一产品可以发出 $515 \sim 1200 \ nm$ 的连续光谱，治疗瘢痕时波长一般选择 570 nm 或 590 nm，脉宽为 $2.5 \sim 15.0 \ ms$，能量密度为 $35 \sim 50 \ J/cm^2$。

5. 术后处理　激光照射增生性瘢痕和瘢痕疙瘩后立即产生的紫红色组织反应需要 $7 \sim 10$ 天消退，照射膨胀纹所产生的反应只是轻度的充血和水肿。如选用的能量密度和操作技术合适，不会出现小水疱和结痂。应用脉冲染料激光时，如果能量密度过高，可出现紫癜。

早期的创面呈暗红色或红色，应该每日外用抗生素软膏或促进愈合的软膏。术后可以淋浴，但创面处应轻轻擦干。另外，应避免摩擦和影响创面的运动。创面愈合后，可外用复方肝素钠尿囊素凝胶（康瑞保）或瘢痕平等以增加疗效、防止瘢痕增生。激光治疗期间应避免日光照射，否则皮肤会产生较多的色素，使疗效评估变得困难，并且会干扰进一步治疗的效果，因为过多的色素将竞争性吸收激光，限制激光向真皮层穿透。

瘢痕的联合治疗往往可以增强疗效并降低复发率。对瘢痕疙瘩和增生活动期的增生性瘢痕，联合应用糖皮质激素皮损内注射和585 nm脉冲染料激光照射能更迅速地缓解。患者主诉经1~2次的联合治疗，瘙痒能立即缓解，瘢痕能迅速变平坦。单纯应用激光磨削治疗后瘢痕有复发的可能，因此激光磨削后常联合应用脉冲染料激光、可调脉宽倍频Nd：YAG激光、PhotoDerm强脉冲光照射或联合应用糖皮质激素皮损内注射或放射治疗等。

十一、激光在私密部位的应用

（一）应用范围

激光在私密部位的应用主要包括以下几个方面。

1. 外阴脱毛　目前的脱毛技术比较成熟，私密部位的干净和健康受到越来越多的关注，所以很多人会选择去除外阴过于茂密的毛发，具体操作详见激光脱毛术。

2. 外阴嫩红　有些人觉得外阴区的颜色太深，想做外阴漂红。目前激光是最安全、有效的方式，效果也比较肯定，对于色泽有明显的改善。但是效果维持时间相对较短，基本为半年到1年，此后漂红的效果可能会消失，要反复进行治疗。使用比较多的是铒激光、Nd：YAG激光。

3. 小阴唇缩小　激光可以用于小阴唇整形手术，通过使用CO_2激光刀，激光所过之处的血管会直接闭合，出血要比手术少很多，但是愈合时间会更长。

4. 阴道收紧　合适的波长和脉宽可以提高阴道黏膜的紧致度，对阴道内壁的收紧有一定的效果。

5. 阴道抗衰　阴道内壁属于黏膜，像我们的皮肤一样，也会衰老。铒激光是阴道抗衰的首选激光。

在此主要讲述阴道收紧和抗衰。

（二）阴道的解剖

阴道是性交器官，也是经血排出及胎儿娩出的通道。

1. 位置和形态（图3-5-15）　阴道位于真骨盆下部中央，呈上宽下窄的管道。前

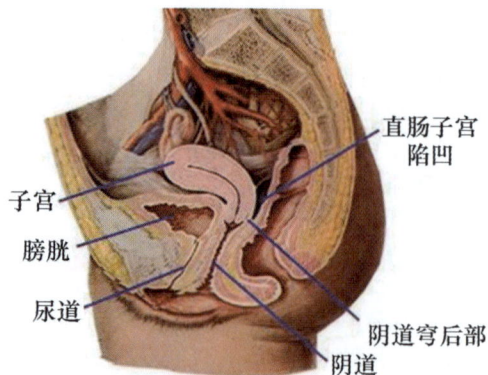

图3-5-15　女性骨盆正中矢状断面

直肠子宫陷凹

子宫

膀胱

尿道

阴道穹后部

阴道

壁长 7～9 cm，与膀胱和尿道相邻；后壁长 10～12 cm，与直肠贴近。其上端包绕子宫颈阴道部，下端开口于阴道前庭后部。环绕子宫颈周围的部分称阴道穹，按其位置分为前、后、左、右 4 部分，其中后穹隆最低，与直肠子宫陷凹紧密相邻，为盆腔最低的部位，临床上可经此处穿刺或引流。

2. 组织结构　由黏膜、肌层及纤维组织膜构成。黏膜层无腺体，受性激素影响而发生周期性变化。阴道壁富含静脉，损伤后易出血或形成血肿。

黏膜层：远端为黏膜固有层，富含胶原纤维和弹性纤维等。

纤维层：包含胶原和弹性纤维。

肌层：平滑肌纤维由外向内呈螺旋状，肌间有较多的结缔组织和大量弹性纤维。

（三）阴道的衰老

2009—2015 年关于国外女性阴道问题的调查发现：出现阴道松弛、不适、性交困难的人群比例为 76%～80%。我国关于盆底功能的研究也发现，我国女性除了有泌尿症状，也有子宫脱垂、阴道松弛、阴道膨出、便秘的症状，占比超过了全体女性的60%～70%。

从月经初潮开始，阴道开始出现明显的松弛，其敏感度逐渐下降。随着年龄的增长，女性还会逐渐出现阴道干涩、性交障碍、压力性尿失禁、反复的妇科炎症，直到40～60 岁的绝经期。

相比于面部，阴道发育得晚，衰老得早。对皮肤而言，25 岁左右达到健康的顶峰，此阶段也是衰老的起点。而阴道的发育顶峰为 20 岁左右。

年轻的阴道皮层比较厚，有很多皱襞，固有层的胶原含量也较高。

衰老的阴道皮肤变薄，乳突消失。乳突是感受性刺激最重要的结构，乳突消失会影响性快感。上皮变薄会导致干涩和阴道炎反复发作。

阴道作为一个性器官，如果出现了松弛、敏感度下降，性交的质量会受到影响。当阴道壁的胶原纤维和弹性纤维断裂、萎缩，阴道的弹性纤维网破损时，阴道的功能就会受到影响。

（四）阴道衰老的激光治疗（CO_2 点阵激光和 2940 nm 铒激光治疗）

1. 激光治疗的疗效　治疗阴道松弛，使阴道壁增厚，增强尿道的支撑力，缓解压力性尿失禁；提高阴道的敏感度、润滑度，减轻干涩感；改善阴道的内环境（包括 pH 值），降低妇科感染率；促进会阴部血液循环，改善女性的生殖功能和内分泌功能。

2. 激光治疗的原理　治疗原理是选择性光热作用。激光通过对阴道黏膜的水吸收，起到光能转化为热能的作用。

3．作用机制　①使阴道壁增厚，使阴道变得紧致：深层刺激黏膜下层，促进阴道深层黏膜内胶原纤维收缩、重组、再生，从而强效收紧阴道，加强阴道的支持力，解决产后漏尿问题。②提高阴道的敏感度：阴道血管对性刺激的完整的、动态的响应在生殖器反应的兴奋期起着关键作用。减少血管扩张会导致性功能障碍，尤其是生殖器性唤起障碍，造成敏感度下降，伴有阴道润滑不足甚至干涩。③提高阴道的润滑度：使线粒体释放的腺苷三磷酸（ATP）增多，使细胞功能更活跃，从而使阴道黏膜分泌增强、颜色变浅，增强其润滑作用。

4．分类

（1）CO_2 点阵激光。CO_2 激光可在阴道壁形成多个气化的小孔并具有热刺激作用，可以刺激胶原的增生和重塑。大量成纤维细胞合成和分泌胶原纤维、弹性纤维、网状纤维及有机基质，使阴道壁增厚、阴道变紧致。CO_2 点阵激光的操作方法如下。

1）治疗前准备。手具的消毒：采用蒸汽灭菌。

患者的私密部位需要彻底清洗和消毒：对患者的外阴，包括前庭、阴道口和阴道腔使用乙醇或者聚维酮碘溶液（碘伏）擦拭消毒，去除表面的黏液。为了保证干燥，消毒后可使用医用无菌纱布进行辅助干燥。为了进行外部照射治疗，应对外阴（包括阴道前庭和阴道口）进行局部麻醉（可用 2% 的利多卡因和丙胺卡因乳膏）。

将专用阴道扩阴器（图 3-5-16a）放入阴道，并把消毒后的激光照射棒（图 3-5-16b）放入扩阴器内。用手具（图 3-5-16c，3-5-16d）对阴道腔内进行 360° 激光照射，激光能量作用于腔壁的带状纹理。每次照射后，将激光照射手具从阴道扩阴器中撤出 6～10 mm，然后继续治疗。根据患者的阴道长度，判断治疗完成的终点。

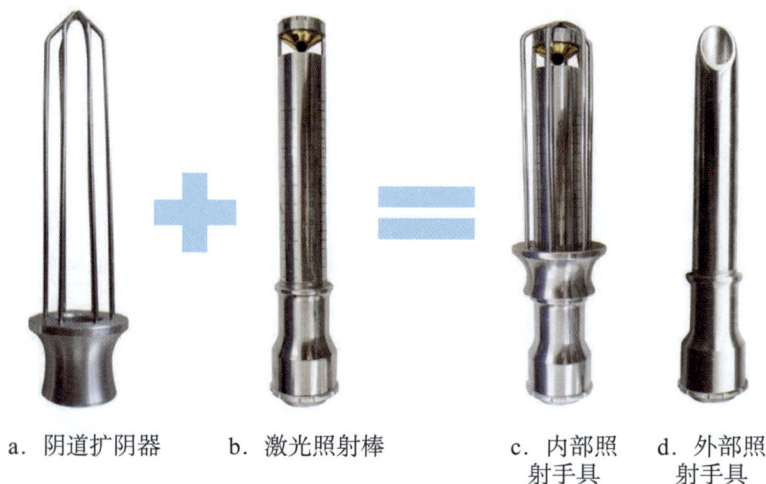

a．阴道扩阴器　　b．激光照射棒　　　　c．内部照　　d．外部照
　　　　　　　　　　　　　　　　　　　　　　射手具　　　射手具

图 3-5-16　治疗手具

2）治疗周期。每次治疗重复照射2次，保证激光的照射覆盖阴道腔，治疗时间为15~20分钟。每次治疗间隔30天左右，能量应循序增加，治疗3~4次为一个疗程。对于漏尿严重和松弛较严重者应增加治疗次数。

3）治疗注意事项。①操作前应与求美者做好有效的沟通：告知其操作方法、操作的安全性，使求美者了解治疗不直接接触阴道，不会伤害黏膜组织和器官功能，操作过程中无痛、不出血，仅存在温热感，无任何副作用，无须进行特殊护理等，减少其紧张情绪。给予必要的心理辅导。②在照射前可在纸筒内试验能量大小，一般以在纸张上打出小孔为宜。对于漏尿严重和松弛较严重者，建议将能量调大些，表现为在纸张上打出明显的小孔。③对选用的设备的功能应有较全面的了解。④一定在做完阴道照射后再进行外照射，外照射时需涂抹表面麻醉药（2%利多卡因和丙胺卡因乳膏），治疗后发现表面组织有轻微变化即可。如果出现变白、焦灼，应涂抹烫伤膏和消炎膏。⑤操作过程中注意能量的调节，在求美者可承受的范围内操作，以温热为宜，避免能量过大。⑥治疗后阴道会有一些分泌物，属于正常现象。⑦照射后7天内不可有性生活，48小时内局部不可接触水、不蒸桑拿，注意个人卫生。

4）禁忌证。心脏病、高血压、糖尿病患者，瘢痕体质者，孕妇，月经期（月经期前3天至月经期结束后2天）女性，以及其他疾病（如皮肤病、性病）患者。

（2）2940 nm铒激光。作用深度精确控制在最佳深度（距阴道黏膜表面3 μm处），通过脉冲串的形式发生热传导，作用深度可达到200~500 μm，温度可达60~70 ℃，因此不会对阴道壁造成损伤。

1）操作要点。90°直角手具+360°环形手具＋漂红手具；内外结合（阴道内＋阴道口）；深浅兼顾（阴道全段＋阴道前端）。具体操作流程见表3-5-1。

2）术前检查。①妇科检查（指诊、常规白带检查）。②巴氏涂片检查（排除子宫颈癌）。③血液检查（排除梅毒、艾滋病等）。④人绒毛膜促性腺激素（HCG）检查（排除妊娠）。

3）禁忌证。①存在急性炎症或病毒感染者。②有激光过敏史或严重过敏体质者。③生殖系统肿瘤患者。④妊娠期、月经期、哺乳期女性。⑤严重系统性疾病患者。⑥既往接受过使用网格状物质的阴道收紧手术者。⑦使用抗抑郁药、大剂量激素等的患者。⑧心理状态异常者。

4）术后反应。区别于点阵激光，铒激光的修复期短，一般是3~7天，不会出血和结痂，患者没有疼痛感，没有停工期，因而不会影响工作和生活。

表 3-5-1　2940 nm 铒激光治疗操作流程

要点	具体操作
治疗前	（1）了解患者的情况及要求，向患者解释治疗的过程、疗效及术后注意事项 （2）判断患者是否适合治疗。存在重度阴道炎症、妇科疾病者以及妊娠、月经期间不适合治疗 （3）术前检查
清洗和消毒	（1）用生理盐水冲洗阴道，用卵圆钳夹紧一块纱布，将阴道内擦干净 （2）用第 2、第 3、第 4 块稀释到 0.1% 的碘伏纱布进行消毒，做雾化或冲洗 （3）再用第 5、第 6 块纱布将阴道擦干净
内阴收紧	（1）放置专用的阴道扩张器（图 3-5-17），向右旋转扩张器使扩张器的竖杠向上，连接手具，选择合适的参数治疗阴道全程 　1）第 1 遍治疗：以 5 mm 间隔向后移动治疗手具，共包含 20 个激光照射位置；每个治疗点发射 4 次 　2）第 2 遍治疗：向右旋转扩张器，使圆点朝上；重复治疗一遍 　3）第 3 遍治疗：再次向右旋转扩张器，使竖杠朝上；重复治疗一遍 　4）第 4 遍治疗：再一次向右旋转扩张器，使圆点朝上；重复治疗一遍 （2）治疗完成后取出治疗手具和阴道扩阴器
阴道口收紧	（1）选择参数 （2）横向照射阴道口，然后竖向照射阴道口，最后旋转照射阴道口 （3）重复上述治疗，共计 3 遍。在阴道口处涂抹金霉素眼膏，结束治疗
治疗周期	每个疗程 3 次，每次间隔 4～6 周，可根据患者情况多次治疗

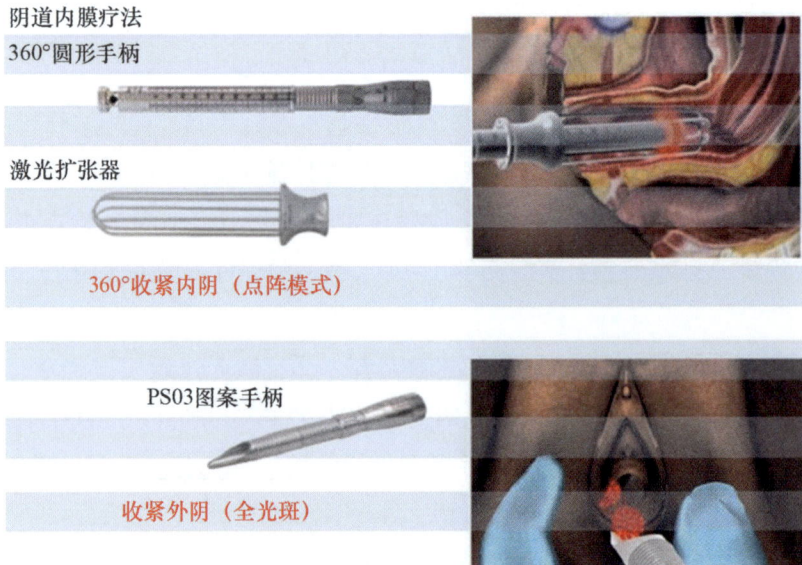

图 3-5-17　阴道收紧治疗

（李　科　范天天）

第四章　理化美容技术

第一节 射频美容技术

一、概述

1. 射频的概念 射频是一种可发射、传播的电磁波，其本质是射频电流，是一种高频交流变化的电磁波的简称。每秒变化小于 1000 次的交流电称为低频电流，每秒变化大于 10 万次的交流电称为高频电流。医学上把频率为 0.5 ~ 8 MHz 的高频交流电流称为射频电波。

2. 射频的分类 按能量作用方式的不同，射频可被分为单极射频、双极射频以及三极射频等。单极射频的治疗头为单个，人体相当于一个大的接地极，射频作用于人体的深部，其深度一般为电极大小的 1/2，治疗有效深度为 10 ~ 15 mm，皮下温度能达到 68 ~ 72 ℃。双极射频的治疗头内有 2 个电极，射频的作用就局限在 2 个电极之间，可控性更强，穿透深度大约为两个电极之间距离的一半，治疗有效深度为 2 ~ 4 mm，皮下温度能达到 60 ℃以上。

3. 射频在医疗美容中的应用 射频是新一代的物理治疗技术，对生物组织可产生选择性的电热作用，通过高频变化的电磁波，使真皮胶原纤维受热（55 ~ 65 ℃）变性，继而再生、重塑，从而紧致皮肤。不同于激光或强脉冲光选择性地作用于特定靶基，射频对组织的加热是立体、均匀而持续的。其对含水量高的组织的作用较强，可以穿过干燥的表皮，作用在含有血液的深层组织。射频对皮肤组织的作用一般为非剥脱性的，且创伤小、恢复快。射频对皱纹和皮肤质地的治疗效果明显，但对色素性和血管性病变的效果较差。

二、单极射频

1. 单极射频的作用原理 正、负两极不在同一界面上作用，能量从表皮由上至下向皮下辐射，传递过程中电流流失，从表层向深部加热，从而提高组织温度，使胶原纤维收缩、新生胶原纤维沉积并提高胶原纤维的弹性。治疗需要较高的能量和表皮冷却系统以防止烫伤。

2．单极射频作用于皮肤后的反应

（1）初始反应。破坏胶原蛋白三螺旋结构中的氢键，使三螺旋解螺旋（图 4-1-1），而不是通过破坏肽链的肽键导致坏死性的损伤。由此真皮收缩，引起紧致效果，纤维隔的收缩可实现外形修整的目的。

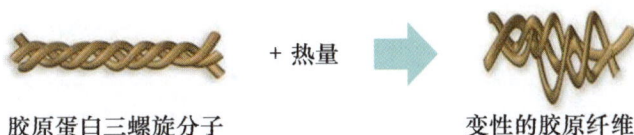

胶原蛋白三螺旋分子　　　＋热量　　　变性的胶原纤维

图 4-1-1　胶原蛋白破坏

（2）二期（炎症期）。操作后即刻的效果会在 2～3 天内有所减弱（由于水肿的效果消失），更持久的效果伴随典型的创伤愈合反应而表现出来（图 4-1-2），更好的效果将在 3～6 个月显现，甚至更久之后持续增加（图 4-1-3）。

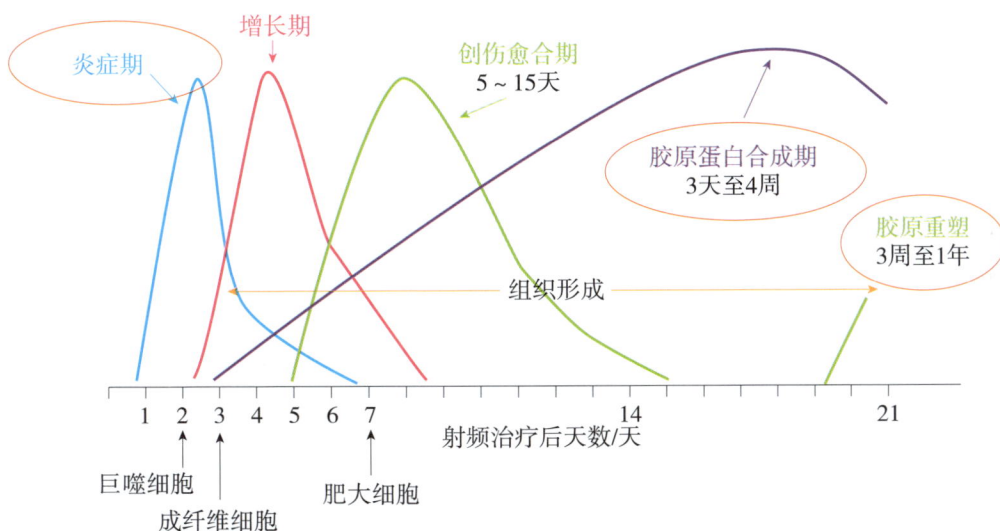

图 4-1-2　作用于皮肤的单极射频对胶原含量的影响

3．适应证　上眼睑松弛，下眼睑细纹，法令纹明显，颧部皮肤松弛下垂，口角下垂，羊腮，下颌缘皮肤松弛下垂，颈部松弛。

4．禁忌证　孕妇、体内有金属植入物（包括心脏起搏器）者为绝对禁忌证，有金属义齿者为相对禁忌证。

5．施术对象　25 岁及以上，皮肤轻中度松弛，面部脂肪较少者。

6．施术部位　面部、眼部（需戴睑板保护器）、颈部、身体橘皮组织和松弛部位。

7. 不良反应 操作不当容易导致水疱和结痂，有些患者术后还会出现色素沉着。

8. 不良反应的发生原因 表皮制冷不够、暴力操作、局部热累积过多、能量过大、能量密度过高、治疗头的平面未贴紧皮肤。

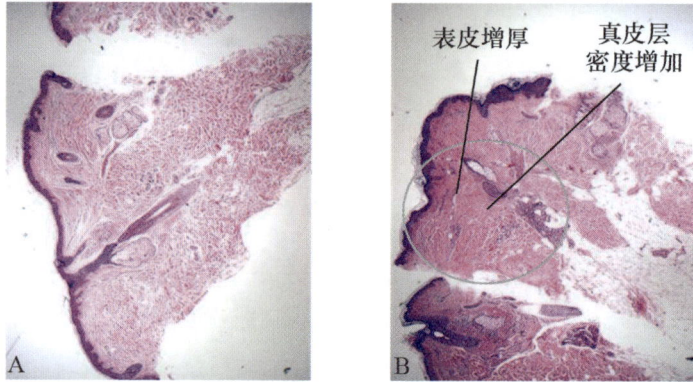

图 4-1-3 单极射频治疗前后的比较
A. 治疗前；B. 治疗后 4 个月。

9. 治疗效果 治疗后即可达到 20% 的效果，随着时间的推移，效果会越来越好，如面部皮肤变紧致、法令纹淡化、眼周细纹淡化、眼部皮肤提升、浅表细纹消失。

三、双极射频

顾名思义就是有 2 个电极，一个电极电势高（正极），另一个电极电势低（负极），这两个电极平行于皮肤摆放，两个极的正、负以极高的频率相互变换，不是固定的，形成高频振荡的电磁场，作用在皮肤上，在有效电磁场的覆盖范围内产生热量，促进胶原蛋白的重组和新生。

双极射频中，电流仅流经 2 个电极之间很短的距离，无需回路电极。相比于单极射频，双极射频的主要优点包括电流的分布易于控制，所提供的能量可以作用于深层和表浅皮肤，在无须麻醉的前提下，保证治疗效果的同时又提高了安全性，治疗过程几乎无痛。

四、多极射频

市场上大多数的多极射频严格来说也属于双极射频，相当于多个双极射频的叠加。采用一组 4 个电极，通过控制软件自动和动态地进行配置，使射频电流在电极中循环。

电极作为发射器和接收器的可变配置产生缓冲电场，通过电极的设置，使能量直达需要作用的特定皮肤组织层面。鉴于电场只产生于电极区域间，和单极或双极系统相比，多极射频系统产生同等的热效应所需的能量显著减少。

第二节　超声美容技术

一、概述

机械振动频率在 20 000 Hz 以上，不引起正常人的听觉反应的波称为超声波。该振动波具有机械作用、温热作用和化学作用。利用超声波作用于人体所产生的这些生理和生化效应来治疗某些损容性皮肤病的技术称为超声美容技术。

二、超声波的分类

在医疗美容治疗中常用的超声波美容治疗仪由电脑控制，有 0.7 ~ 2.5 MHz 多功能超声波美容治疗仪和 3.2 MHz 超声波美容治疗仪。输出波形有连续波和脉冲波两种，前者的热效应明显，后者的热效应较弱。

三、超声技术在面部的应用

（一）相关组织解剖

浅层肌肉腱膜系统（superficial muscular aponeurotic system，SMAS）被统称为筋膜层。SMAS 层位于皮肤的皮下组织和肌肉之间，深度约为 4.5 mm，起着支撑皮肤组织的关键作用。当 SMAS 的弹性蛋白严重流失时，受重力牵拉等因素的影响，其支撑和提拉功能减弱，皮肤将逐渐出现松弛、皱纹、下垂等衰老现象。

（二）面部皮肤松弛老化的原因

真皮层的胶原蛋白和弹性蛋白减少，SMAS 层下垂，皮肤的支撑力下降，细胞间的纤维退化，皮下脂肪流失，韧带和肌肉松弛。

（三）聚焦超声技术的作用原理

精密控制施术深度，按照 1.5 mm、3.0 mm、4.5 mm 三段深度，使治疗用聚焦超声波的能量准确地进入皮肤的真皮、皮下组织及 SMAS 层。热效应会使目标部位的温度上升，当温度上升到 47 ℃ 以上时，开始形成热治疗点，拉紧周边的皮肤组织并提升，改善支撑皮肤的皮下结构，启动胶原蛋白再生机制，促进胶原蛋白和弹性蛋白的再生。这时，皮肤会恢复弹性，并获得紧致和提升效果，从而使皱纹减轻或消失。

（四）常见面部年轻化治疗技术的比较

见表 4-2-1。

表 4-2-1　各类面部年轻化治疗技术的比较

项目	超声技术	射频技术	激光技术	外科手术
技术原理	非侵入性，采用聚焦超声波的高能量，作用于 SMAS，实现皮肤的提升紧致效果	非侵入性，采用射频电波加热皮肤，作用于真皮层，实现皮肤紧致	非侵入性，采用铒激光和长脉宽 1064 nm 激光加热真皮、表皮和口腔黏膜，实现皮肤全层的紧致效果。	将面部、颈部的皮肤拉紧移位，去除多余皮肤，从而展平皱纹
深度	4.5 mm、3.0 mm、1.5 mm	2 ~ 3 mm	1 ~ 4 mm 和口腔黏膜	4.5 mm
温度	65 ~ 70 ℃	40 ~ 50 ℃	60 ~ 65 ℃	
维持时间	每次治疗维持 1 ~ 2 年	每次治疗维持 1 年左右	3 ~ 5 次治疗能够维持 1 年左右	3 ~ 5 年
疼痛感	轻微酸痛	轻微疼痛和热烫感	无疼痛，有热感	术后恢复期有疼痛
操作时间	60 分钟	60 ~ 120 分钟	60 ~ 120 分钟	90 ~ 180 分钟
有无瘢痕	无	无	无	隐蔽部位有
麻醉	无须	表面麻醉	无须	全身麻醉
安全性	操作不当会有条索状水肿性红斑	能量过高、操作不当会有表皮烫伤的风险	无风险	有风险
表皮保护	能量精准，安全，所以不需要	需要表皮冷却系统提供保护	不需要	开创手术，无法保护
认证许可	FDA、KFDA	FDA、NMPA	NMPA、FDA	
即刻效果	即刻起效，3 ~ 6 个月后效果越来越好	即刻起效，3 ~ 6 个月后效果越来越好	即刻效果最佳，间隔 1 个月左右治疗 1 次	有 1 ~ 3 个月的恢复期，无即刻效果

项目	超声技术	射频技术	激光技术	外科手术
皮肤效果	提升、紧致、除皱、塑形	紧肤、除皱	轻度溶脂、提升、紧致、除皱	除皱、紧肤，可能损失一部分面部表情
减龄效果	3～5岁	3～5岁	1～3岁	5～8岁
适合的人群	30岁以上，下颌缘不清晰、面部脂肪多者	25岁以上，面部脂肪少、皮肤松弛者	25岁以上且有抗衰需求者	45岁以上，非瘢痕体质者

注：FDA，美国食品和药品管理局（Food and Drug Administration）；KFDA，韩国食品和药品管理局（Korea Food and Drug Administration）；NMPA，国家药品监督管理局（National Medical Products Administration）。

（五）治疗目标

收紧前额的皮肤组织，提升眼部和眉部的线条，消除眼部、额部的皱纹，收缩毛孔，去除粉刺、瘢痕或双下巴，改善下巴线条，去除颈部细纹，防止颈部老化，改善鼻唇褶皱，去除八字纹，收紧和提升面颊部皮肤，恢复皮肤弹性。

（六）施术对象

希望获得自然、持久的面部提升效果，没有皮肤淤伤和肿胀，害怕手术、疼痛和术后副作用的求美者；其他手术后皮肤松弛的求美者。

（七）施术部位

避开口周1 cm及额中部和眉心。

（八）常见不良反应

常见不良反应包括潮红、水疱、水肿、条索状水肿性红斑、周围神经损伤、瘢痕。发生原因：能量过大、密度过高、手具选择不当、治疗手具未能垂直紧贴皮肤。

（九）治疗效果

治疗后即刻可达到20%左右的效果，局部有轻微的提拉效果，皮肤会有紧实感，肤色略显白皙；治疗后1个月，整体得到轻微提拉，肤质改善，下颌缘更清晰；治疗后3个月，整体得到明显提拉，面部皮肤更加紧实，眼周皮肤得到提升，下颌缘更加清楚，法令纹减淡。

四、超声技术在身体塑形方面的应用

（一）技术原理和特点（图4-2-1）

聚焦超声波振动技术通过每秒200万次的振动，把脂肪细胞震碎。治疗温度：28～32 ℃。治疗深度：皮下脂肪层（皮肤下方1～2 cm）。功能：深层减脂，表层紧肤。脂肪代谢：通过血液和淋巴系统代谢。效果：有效率在80%以上。疗程：4～6次为一个疗程，每次治疗间隔7～15天；疗程结束后休息1个月，以促进脂肪细胞的代谢。无创：治疗后表皮无破损，且无任何出血和红肿反应。

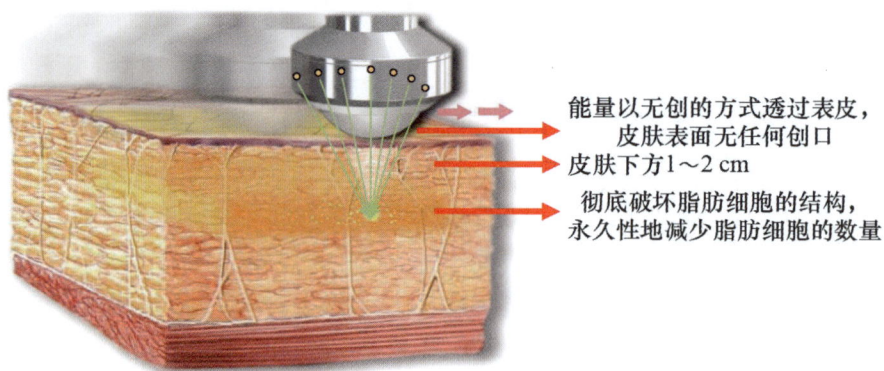

能量以无创的方式透过表皮，皮肤表面无任何创口

皮肤下方1～2 cm

彻底破坏脂肪细胞的结构，永久性地减少脂肪细胞的数量

图4-2-1 聚焦超声原理

（二）适应证

基本要求：年龄大于18岁且基本健康的成年人，精神正常者；不限性别。

（三）禁忌证

精神疾病、神经系统疾病、严重疾病（如心肌梗死、脑卒中）的患者，大型手术后的患者，体内有植入物（心脏起搏器、钢板）者，有大量脂肪瘤的患者。

（四）慎重应用的人群

患有内分泌代谢性疾病（如糖尿病、多囊卵巢综合征、甲状腺功能减退症，也包括近期接受过激素类药物治疗的情况）、高脂血症、高血压（控制血压后可进行治疗）的患者。

（五）适宜治疗的部位

脂肪厚度≥1.0 cm的部位，包括腰腹部、大腿（内侧、外侧、臀下）、"蝴蝶袖"

（上臂内侧和外侧）、腋后线（肩胛骨外侧）、"妈妈臀"（臀上或腰部下方）。

（六）治疗注意事项

两次治疗间隔 7 天以上，根据求美者的代谢情况，一般间隔 7~15 天，特殊情况下需要间隔 30 天。4~5 次治疗完成后需停止治疗 28 天，以便脂肪进行代谢。单次治疗时间不得超过 3 个小时。治疗后应清淡饮食，适量运动，多饮水。

（七）治疗过程

1. 问诊　了解求美者的治疗需求。
2. 术前准备　签署知情同意书，筛查疾病，测量身高、体重。
3. 设定疗程　根据求美者的自身情况设定，因人而异。
4. 测量　作为评估治疗效果的标准，测量手法和松紧度很重要。
5. 拍照　作为评估治疗效果的标准，拍照角度和距离很重要。
6. 治疗　开机后，根据仪器指示开始操作。向求美者介绍仪器原理，并告知后期注意事项。

第三节　冷冻美容技术

冷冻美容技术利用制冷物质产生的低温或超低温来治疗某些有碍容貌的皮肤病。

用于冷冻治疗的制冷剂有液氮（–196 ℃）、液氧（–183 ℃）、固体 CO_2（亦称干冰，–70 ℃）、氟利昂（–90~–60 ℃）。目前液氮最常用，是一种超低温物质，并具有无色、无味、无毒、不易燃爆、价格低廉、操作简单、运输方便等优点，广泛应用于冷冻美容治疗中。

正常人体组织若处于 –20℃，时间超过 1 分钟，就可发生坏死、脱落。目前认为冷冻后疾病组织细胞坏死的机制包括以下 4 个方面。①组织细胞的机械性损伤。疾病组织细胞受到低温作用时，局部组织细胞的微细结构会受到冰晶的机械性损伤。在冷冻后的缓慢融冻过程中，局部形成水肿，体积膨胀，也可导致组织细胞的损伤与坏死。②细胞发生中毒反应。细胞内外水分形成冰晶，使细胞脱水、皱缩、电解质浓缩及酸碱度改变，致使细胞中毒、死亡。③细胞膜的类脂蛋白复合物变性。④局部血液循环障碍，导致组织细胞发生缺血性死亡。

冷冻美容治疗中根据皮损的性质、面积、深浅及表面情况，可分别采用以下治疗方法。①接触法是最常用的冷冻治疗方法，适用于各种高出皮面的损容性皮损。选择与皮损大小、形状相当的冷冻金属头，经液氮处理制冷后，直接置于皮损表面，并施加一定的压力。治疗时间视情况而定，每次持续几秒到 2 分钟不等。一般皮损治疗 1 个冻融期（即局部冷冻后至皮肤温度自然恢复的时间），较大、较深的皮损需重复 1~2 个冻融期。②喷射法是将液氮盛入治疗容器内，借助其蒸发产生的压力，把冷冻剂喷射到皮损表面进行治疗。该法适用于面积较大、形态不规则、高低不平的皮损。亦可用注射器针头制成喷头，使制冷剂集中于一点上，用于治疗雀斑、色素痣等。③钳夹法适用于蒂状或突出明显的皮损。将冷冻钳治疗头放入液氮内降温后，取出并夹住皮疹的蒂部或根部，待其结冰变白即可。冻融时间及重复次数需根据皮损的大小及根蒂部的粗细来决定。④涂布法。低温制冷剂对神经末梢具有止痒作用，因此对局限性瘙痒性皮肤病（如颈项部慢性神经性皮炎、结节性痒疹等）有治疗作用。冷冻时可用治疗机快速喷布或用冷冻棉签缓慢移行接触，使局部皮损呈霜白色即可，重复 2~3 次。

对扁平疣、寻常疣、睑黄疣、疣状痣、皮脂腺痣、脂溢性角化病、雀斑、色素痣、蜘蛛痣、草莓状血管瘤、海绵状血管瘤、瘢痕疙瘩以及结节性痒疹等有碍容貌的疾病均可酌情使用冷冻技术，冷冻技术治疗颜面部鳞状细胞癌和基底细胞癌亦有较好的疗效。

治疗过程中及治疗后患者会出现不同程度的不良反应，初期局部肿胀、疼痛，数小时至 48 小时内出现水疱或血疱，水疱或血疱破裂后有大量渗液，1~2 周内干燥、结痂，3~4 周痂皮脱落，局部可留下白斑，有时有轻度萎缩性瘢痕。少数患者可出现头晕、恶心、面色苍白、出冷汗、血压下降、心率缓慢等症状，多与体质较差、精神过度紧张有关。

第四节　高频电离子美容技术

高频电即 100 kHz 以上的电流，亦称高频电磁振荡电流。应用不同电压有效、可控的高频振荡电流，在接近或插入人体组织时产生电火花，从而灼烧病变组织；或在这种高频电通过人体组织时，人体组织吸收这种高频电流，局部组织蛋白质凝固、坏死。此即高频电离子美容技术的作用原理，该技术是医疗美容中常用的治疗技术之一。

高频电离子治疗机（图4-4-1）使用安全的低电压，通过振荡电路产生的高频振荡电流具有多种功能，如烧灼、干燥、炭化、凝固、脱毛、气化等。高频电离子治疗机的输出功率多在10 W左右，治疗电极头分为"长火"挡与"短火"挡，输出功率分为5级。"长火"挡的治疗温度高，火花强，可用于烧灼、切割；"短火"挡的治疗温度较低，火花较弱，可用于治疗较小的皮损。

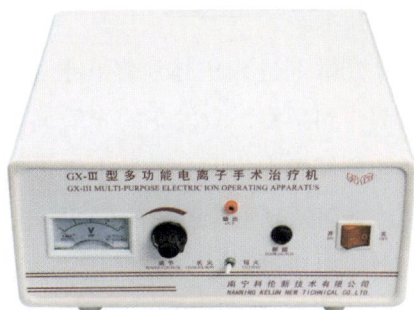

图 4-4-1 高频电离子治疗机

不同强度的电流作用于皮肤组织后会产生热效应和非热效应。热效应兼具修复组织和破坏组织的作用。高频电离子治疗机利用热效应原理，主要通过电灼、电干燥、电凝、电切来去除病理性皮损。非热效应则起到组织修复作用，包括改善微循环、加强局部组织代谢、提高酶的活性、降低肌肉张力和感觉神经的兴奋性、提高免疫力等。

高频电离子美容技术的应用范围：皮肤的多种损容性病毒性疣，如寻常疣、传染性软疣、扁平疣；各种损容性痣，如色素痣、蜘蛛痣、皮脂腺痣等；各种有碍容貌的小面积皮肤良性肿物，如化脓性肉芽肿、角化棘皮瘤、软纤维瘤、汗管瘤、脂溢性角化病、毛发上皮瘤、睑黄疣等；脱毛治疗，如治疗多毛症、腋臭等。但对肥厚性瘢痕、瘢痕疙瘩体质者或植入心脏起搏器者禁忌行该类治疗。

高频电离子治疗机的治疗操作步骤如下。①局部进行常规消毒，根据需要实施麻醉。②接通电源，检查输出旋钮是否在零位，开机预热2～3分钟。治疗中根据皮肤病的性质、皮损的大小与深浅调节好合适的输出量。对真皮层皮损需先行试验性治疗，确定疗效。对皮肤菲薄处（如眼睑）或运动度大的部位（如唇部、颊部）等处的皮损，应严格控制治疗的范围和深度，以免产生瘢痕。③暂停治疗时，将输出旋钮旋至零位。结束治疗后，输出旋钮旋至零位后再关机。④局部涂抗生素霜，保持创面干燥、清洁，预防感染。嘱患者勿暴晒，以防止出现色素沉着。1～2周后创面愈合。

第五节　光动力学美容技术

光敏剂进入机体后，在光的激发下，可使相应的增生性组织、细胞发生功能或形态改变，从而达到治疗目的。利用光动力学机制治疗某些损容性肿瘤的技术即为光动力学美容技术。

光敏剂进入机体后多在肿瘤组织中聚集，特定波长的激光的照射使组织吸收的光敏剂受到激发，激发态的光敏剂把能量传递给周围的氧，生成活性很强的单态氧。单态氧和相邻的生物大分子发生氧化反应，产生细胞毒性作用，进而导致细胞受损，甚至死亡，从而达到治疗肿瘤的目的。

一般皮肤肿瘤治疗所用的光敏剂是血卟啉衍生物，静脉滴注后进行激光照射；而美容治疗中常用的光敏剂是 5- 氨基酮戊酸，是一种卟啉前体，外用后 3 ~ 4 小时再进行激光照射。光源常选用氦氖激光、氩离子染料激光（630 nm）、金蒸气激光、铜蒸气激光等。

光动力疗法是激光技术、光导技术、光信息处理技术、生物光化学技术和现代医学技术有机结合的产物，是一项肿瘤治疗的新技术。适用于治疗损容性草莓状血管瘤、鲜红斑痣、鳞状细胞癌、基底细胞癌、鲍恩病等。

治疗操作有以下 2 种。

（1）外用法。外用 20% 5- 氨基酮戊酸乳膏，3 ~ 4 小时后激光照射 20 ~ 50 分钟。

（2）注射法。先在前臂内侧做血卟啉划痕试验，阴性者方可接受治疗。将光敏剂按照 4 ~ 5 mg/kg 的剂量加入 250 ml 5% 葡萄糖注射液中静脉滴注，15 分钟后开始照射激光。当皮损处由红色变为酱红色时表示已达到治疗要求，需停止照射。激光照射过程中每 3 ~ 5 分钟用 50% 乙醇溶液涂擦皮损处 1 次，以减轻疼痛。

光动力疗法的主要不良反应是光过敏反应。由于皮肤内残留的光敏剂的清除较慢，患者在注射光敏剂后的 1 个多月内必须避免阳光直射或强烈的灯光照射，以防止皮肤发生光过敏反应。在治疗后数天内，患者的治疗部位可能出现暂时的反应性水肿，这也可能造成某些不适，如胸背部或腹部的疼痛，支气管癌患者可能出现呼吸困难，食管癌患者可能出现吞咽困难，膀胱癌患者可能出现尿频、血尿等，其他有可能出现的不良反应如发热、便秘等。

第六节　化学剥脱美容技术

化学剥脱术利用腐蚀性的药物使皮肤局部发生接触性皮炎，待痂皮脱落时，皮损也随之消失，愈后不留瘢痕。通过谨慎应用这些化学腐蚀剂，可以达到治疗某些皮肤病及美容的目的。利用化学剥脱的原理治疗某些损容性皮肤病的技术即化学剥脱美容技术，又称换肤术。该项技术对某些难以通过皮肤磨削术或外科手术来治疗的病变有时能取得较好的效果。

化学剥脱美容技术在医疗美容中主要用于某些损容性皮肤病（如雀斑、肤色较浅的黄褐斑、睑黄疣、扁平疣、寻常痣、部分色素痣及痤疮性瘢痕等）和皮肤老化性表现（老化性干燥、细纹、增厚、毛孔粗大等）。

常用的化学剥脱药物有以下几种。①五妙水仙膏。此为市售成药，腐蚀性强，不宜大面积使用。②三氯醋酸溶液。成分：三氯醋酸 30 ml，蒸馏水 70 ml。用于浅表性皮疹或局部剥脱、细小皱纹。③复方酚溶液 I 号（无痛酚液）。成分：晶状酚 500 g，无水乙醇 50 ml，甘油 50 ml，达克罗宁 10 g，樟脑 1 g，地塞米松 0.5 g。多用于与皮面相平或稍高的皮损。④复方酚溶液 II 号。成分：晶状酚 500 g，无水乙醇 50 ml，甘油 50 ml，利多卡因 12 g，维 A 酸 1.5 g，樟脑 1 g，地塞米松 0.5 g。作用同上。⑤ perez 酚膏 I 号。成分：间苯二酚 24 g，硫黄 24 g，硅酸铝镁 1 g，山梨醇 2.5 g，甲基氧化碳纤维素 0.5 g，甘油 2.5 ml，蒸馏水 45.5 ml。多用于浅表层老化皮肤的剥脱与细小皱纹，涂于皮肤 10 分钟后清洗干净，1～2 周后可再重复 1 次。

在操作时，要做好术前准备。清洁面部皮肤，将 75% 乙醇或乙醚外涂于皮损处，去除油脂。根据面部皮肤及皮损情况选择适宜的化学剥脱药物，配好备用。准备好眼睛冲洗用具及冲洗药液（常用生理盐水），以备不慎将化学剥脱药物滴入眼内时紧急冲洗用。剥脱面积较大时，术前 40 分钟注射镇静药或镇痛药。用医用胶布或无菌透明胶带保护非剥脱区的皮肤。用无菌棉签蘸取药液，以棉签湿润但不下滴为度，将药液快速、均匀地涂于皮损处或剥脱部位，可重复 1～2 次，直至局部皮肤表面呈霜白色。30～60 分钟后局部变为褐色，1～2 天结痂，7～10 天痂皮脱落，创面光洁，皮肤呈嫩红色。部分患者局部可出现色素沉着，3～6 个月后逐渐恢复正常肤色。若需再次行化学剥脱术，应间隔 1 个月。术后创面一般无须包扎，也有学者主张用有孔纱布包扎 48 小时，局部应保持清洁和干燥，鳞屑、痂皮任其自然脱落，切忌过早强行撕脱，以防色素沉着过度和产生瘢痕。

化学剥脱术常见的并发症有以下几种。①色素沉着：最常见，多由脱痂处接受过多的日光照射引起。所以术后要避免日光照射，外用防晒霜，口服维生素 E 与维生素 C。②粟丘疹：部分患者由于剥脱术后毛囊开口闭塞，皮脂分泌不畅而出现粟丘疹。可用无菌针挑除，并外用抗生素霜。③瘢痕：多见于瘢痕体质者或由术中操作、术后护理不当所致，常见于上颌、口周等皮肤较薄处。剥脱术中对不同的部位掌握好涂药量与涂药时间，注意术后护理，预防继发感染。早期在瘢痕处外用糖皮质激素霜，对肥厚性瘢痕可行糖皮质激素封闭疗法。

（陈　婧　范天天）

第五章　塑形美容技术

第一节 概 述

一、皮下脂肪的解剖与生理

人体的皮下脂肪由浅层脂肪和深层脂肪构成，两者之间由浅筋膜分开。浅层脂肪又称晕层脂肪，为代谢性脂肪组织，容易合成、储存和分解。其被包裹在由结缔组织形成的纤维隔内，纤维隔所围成的结构的直径为 0.5 ~ 1.0 cm。这些纤维牢固地附着在皮肤的下面和浅筋膜的表面，它们有一定的弹性，可伸长或缩短来适应脂肪的增生或减少。由于个体差异或部位的不同，浅层脂肪的厚度为 1 cm 至数厘米。目前认为浅层脂肪的抽吸可以使皮肤更好地回缩，并可矫正橘皮样外观。深层脂肪组织又称板层脂肪，为静止性脂肪组织，容易合成但不易分解，仅存在于某些特定部位。其厚度因人而异，中间部位较厚，外周逐渐变薄，在其最外端浅筋膜与深筋膜融为一体。

皮下脂肪组织是以脂肪细胞为主的结缔组织，是机体能量和营养的贮藏库，对外环境有绝缘作用。脂肪细胞来源于胚胎的间质细胞，在一般情况下其数量是恒定不变的，大小是变化的，但增生性肥胖者的脂肪细胞数量可以增加。出生后 8 个月内，脂肪细胞的数量持续增多，自第 9 个月开始则不再增多，直到 6 ~ 8 岁时又开始增多。但男性到青春期时肢体脂肪减少，而女性的肢体脂肪则缓慢增多而不减少。20 岁时男性的躯体脂肪停止增多，而女性的躯体脂肪稳定增多，并沉积于性别相关部位，如乳房、上臂、下腹部及大腿等处。随着年龄的增长，脂肪堆积增加，肌肉缩小，人体形态发生变化。局部脂肪沉积具有性别差异，女性常位于骨盆周围，如下腹部、腰部、臀部等处，男性则以上腹部多见。青春期女性的臀部脂肪细胞增大，可能是由性激素的变化引起的。

脂肪细胞可分泌多种生物活性物质，主要有瘦素、脂联素、抵抗素及 C3 因子、B 因子和纤维蛋白溶酶原激酶的抑制物、雌激素、游离脂肪酸等，故又被视为具有高度活性的内分泌组织，在能量代谢中起重要作用。Lantern 等人（1984）的研究发现，腹部脂肪细胞较积极地参与体内代谢，这些脂肪细胞会释放更多的脂肪酸，对激素的影响有更大的反应。由于脂肪酸的增加，甘油三酯水平升高，胰岛素的活性降低。因此，腹部、腰部、髋部脂肪多的人易患糖尿病、心肌梗死、脑卒中等。

二、肥胖的诊断标准与分类

体质指数（body mass index，BMI）是目前国际上常用的衡量人体胖瘦程度以及是否健康的一个标准。体质指数（BMI）=体重（kg）/身高的平方值（m^2）。判断标准：BMI=22 为标准体形，BMI 小于 18.5 为偏瘦，BMI 介于 18.5～24 为正常，BMI 介于 24～28 为稍胖，BMI 大于 28 为肥胖。也可通过身高推算法：标准体重（kg）为身高值（cm）减去 105（男性）或 100（女性）；超重百分比 =（实测体重 − 标准体重）÷ 标准体重 ×100%。超过标准体重的 20%～30% 为轻度肥胖，超过标准体重的 30%～50% 为中度肥胖，超过标准体重的 50% 以上为重度肥胖。另外，由于性别、年龄和我国南北方人群体形的差异等因素，还有多种体重计算方式，应用时还需结合每个人的具体情况来判断。

临床上将肥胖分为单纯性肥胖和病理性肥胖。单纯性肥胖是错误的营养方式所致的最常见的表现。遗传、激素和不当的饮食规律被认为是引起肥胖的主要因素。病理性肥胖主要是由内分泌疾病引起的脂肪代谢异常，可致肥胖症或脂肪堆积异常，或称症状性肥胖，即神经－内分泌性肥胖。特别是糖尿病患者，肥胖导致胰腺需要分泌的胰岛素量增加。通过饮食治疗、外科手术或脂肪抽吸减少脂肪，对于病理性肥胖患者的生理和生物化学改变有重要意义。

第二节　形态美的标准和脂肪管理

一、形态美的标准

爱美、追求美是人的天性，也是全人类的共同心愿。人对形态美的追求是在生存条件得以极大改善的基础上发展而来的一种审美需要。不同时期、不同的民族、不同区域、不同生活条件下的人有不同的审美观，因此，评价人体形态美的标准也不同。形态美比较复杂，涉及的因素较多，因此形态美的标准也是相对的。美不仅包括外表的美，还包括内在的气质。

形体美的基本要素包括均衡、对称、对比、曲线。

1. 均衡　是指身体各部分的发育要符合一定的比例并且较协调。身体各部位的比例关系必须符合正常发育的规律特点，且人体各部分的长度、围度和体积要协调，颜色、光泽、姿态动作和神韵也要协调。

2. 对称　是指身体左右对称，从正面或背面看，身体左右两侧要平衡发展。在正常的站姿和坐姿时，人体的对称轴一定要与地面垂直。绝对的对称往往给人以呆板和僵硬的感觉，人体细小部分（如发型、服饰等）的不对称往往使人看起来生动、活泼。由此可知，对称美和不对称美是相对的。

3. 对比　两种不同的事物并列在一起，它们之间的差异和衬补可以形成鲜明的反差，相互强调、相互辉映，使事物显得更美。人的体形也必须符合对比美的规律。①男性应具备阳刚之美，女子则应具备阴柔之美。②躯干是人体的枢轴，应该给人以稳定的感觉；而四肢是人体的运动器官，则应给人以灵活的感觉。如果躯干不直、四肢僵硬，只会给人弱而笨的感觉。③肌肉部位粗说明肌肉发达；关节部位细说明关节外附着的脂肪少，显得灵活。④下肢是完成各种动作的支撑部位，上肢则是完成精细复杂动作的运动部位。由于功能不同，下肢要有粗线条和稳定的结构，上肢则要求有细线条和多变的结构。

4. 曲线　身体曲线的起伏对比应该是生动而有节奏的。例如，胸要挺，腹要收，背要拔，腰要立，肩要宽，臀要圆满适度，大腿要修长，小腿腓部要稍突出，脊柱正常的生理弯曲要十分明显。

男性与女性身体的曲线美有所不同。女性的身体曲线应是纤细连贯的，从整体来看起伏较大，从局部来看则平滑流畅。男性的身体曲线应是粗犷刚劲的，从整体来看起伏较小，从局部来看由于肌肉块的隐现而有隆起。总之，女性的身体曲线要显示出柔润之美，男性的身体曲线要显示出力量之美。

二、脂肪管理

脂肪管理是以生物 – 心理 – 社会医学模式为指导，针对公共卫生需求，根据不同的肥胖人群、肥胖类型、肥胖程度，为肥胖造成的亚健康和慢性病人群合理、灵活地运用中医经络疏通、仪器理疗、运动、食物调节等方式，由内而外地对血脂、内脏脂肪、皮下脂肪进行合理控制，使脂肪储存在正确的部位，储量控制在合理的范围内，从而达到健康减肥效果的一个全面、连续、主动的健康管理模式。

以下为脂肪管理的 3 个阶段。①减肥阶段：根据身体情况，采用健康减脂技术，定制理想的减肥速度。在减肥阶段，人体应摄入低热量、低升糖指数和营养均衡的食物。

②适应阶段：当体重和体脂达标后，不应立即恢复正常饮食，此时身体功能已经适应了减脂方案所营造的内环境，需要给身体一段时间进行适应，再逐步恢复正常的饮食。高速减肥的适应期在半个月左右，中速减肥的适应期在 10 天左右，低速减肥的适应期在 7 天左右。③保持阶段：当完成适应阶段后，只要每天摄入和消耗的热量基本平衡就不易再次发生肥胖。

第三节　脂肪抽吸术

脂肪抽吸术是将器械通过皮肤小切口伸入皮下脂肪层，然后将脂肪碎块吸出以去除脂肪的方法，属于外科体形雕塑手术中的一种。20 世纪 80 年代，湿性抽吸技术和局部肿胀麻醉技术相继得到应用，脂肪抽吸术获得了抽吸量大、出血少、组织损伤轻和麻醉时间长等良好的效果。

一、手术器械和设备

负压脂肪抽吸系统由 3 个基本部分组成，即真空泵负压装置、连接导管和各种型号的金属吸管。近年来，多数脂肪抽吸系统配备有电动注射泵等。

1. 真空泵　真空即无空气或仅有极少的空气。通过电动机将封闭瓶内的空气抽空，使之达到真空。当真空气压达到 100 kPa（1 个大气压）时，即可将脂肪吸出。最简单的真空负压器械是 20 ~ 50 ml 的注射器。早期的真空负压泵采用普通的电动吸引器，因其负压低（一般在 50 kPa 左右），效果不理想。而专业吸脂机的负压一般为 101.33 kPa，可达到快速吸脂的目的。

2. 连接导管　通过导管将吸引器与吸管连接。导管常用质地较硬的透明硅胶管或塑胶管。硬质吸管可承受管腔内的负压，管道不会被吸瘪，因此可进行持续真空负压吸引。管壁也应具有一定的弹性，以适应管道弯曲而不打折。透明的管壁可便于观察管内流动物的质和量。

3. 脂肪抽吸器（管）　脂肪抽吸器由手柄和吸管组成。吸管多为金属管，也有透明硬塑料管。吸管应具有一定的强度及韧性，能适度弯曲而不致折断。吸管的管径从 1.8 ~ 5 mm 不等，管端有吸孔，分单孔、双孔及三孔。手柄包括手持部分和导管连接部。

手持部分又分为有气孔和无气孔两种，气孔便于调节压力。

4. 电动注射泵　注射泵的功能是通过蠕动加压，将肿胀麻醉液以 200 ~ 500 ml/min 的速度注入预吸脂部位。自从局部肿胀麻醉技术应用以来，抽吸区需注入大量肿胀麻醉液，常规注射器已不能满足需要，采用电动注射泵具有速度快、省力、受术者痛苦小等优点。

二、肿胀麻醉

肿胀麻醉又称超量灌注，或称湿性吸脂，简称肿胀技术。实践证明这是一种有效、简单、安全的麻醉技术，是脂肪抽吸术首选的麻醉方法。其常用的主要配方如下。

（1）生理盐水 1000 ml。

（2）2% 利多卡因 20 ~ 40 ml。

（3）1:1000 的肾上腺素 1 ml。

（4）5% $NaHCO_3$ 5 ~ 20 ml。

利多卡因常规用于浸润麻醉时极量为 400 mg/h，而肿胀麻醉时最大剂量一般为 35 mg/kg（浓度必须为 0.05% ~ 0.10%），有些情况下甚至可以达 50 mg/kg，大大超过规定剂量。

三、手术部位的选择和手术禁区

脂肪抽吸术针对的是人体脂肪容易沉积、影响形体的部位，而非全身减肥手术。

1. 吸脂效果最佳区　包括下腹区、髂腰区、臀外侧区、背部区。这些部位富有板层脂肪，为脂肪易沉积的部位，无重要的神经、血管及淋巴管通过，吸脂塑形效果明显，也较安全。

2. 绝对禁区　这些部位多为关节功能区，有重要的神经、血管及淋巴管通过，皮下组织菲薄，无板层脂肪。在这些区域进行手术易造成出血、神经损伤及淋巴回流障碍等并发症。

（1）腹股沟区。皮下菲薄，深部有股动脉、股静脉和股神经等重要结构，浅部有腹壁浅动脉和旋髂浅动脉穿出。

（2）腘窝区。腘窝内有腘动脉、腘静脉及分支通过，深面有胫神经，外下部有腓总神经通过。肘窝深部有肱动脉、肱静脉、正中神经，浅层有肘正中静脉、头静脉和贵要静脉通过。

（3）臀皱襞区。该区深部有坐骨神经通过。

（4）髌骨区。髌骨前方皮下组织菲薄。

3. 相对禁区　这些部位虽然没有重要的神经、血管主干，但有相应的分支通过，在这些区域吸脂时应注意避免损伤分支而引起术后并发症。

（1）腹直肌前鞘纵行区。该区有腹壁下动脉脐旁穿支穿出。

（2）大腿前区。大腿前区有旋髂浅动脉、阴部外浅动脉及其静脉伴行。

（3）小腿后区。该区的重要血管有腘窝外侧皮动脉、腘窝内侧皮动脉和腘窝中间皮动脉，该区还有腓神经及小隐静脉向下走行。

（4）上臂内侧区。上臂内侧肱二头肌间沟有肱动脉的尺侧上副动脉和尺侧下副动脉及伴行静脉，臂内侧皮神经、前臂内侧皮神经也沿此路径走行。

四、手术方法

腹部吸脂最常见，下文以腹部吸脂为例进行介绍。

（一）适应证

（1）局部脂肪增多或沉积，影响体形。

（2）中、重度全身性肥胖，身体健康，无重要脏器疾病者。

（3）某些部位的脂肪瘤，臃肿皮瓣的修薄，腋臭等。

（二）禁忌证

（1）有心脑血管疾病、糖尿病、凝血功能异常、重要脏器功能受损者。

（2）长期或正在服用抗凝血药、扩血管药、皮质类激素等药物者。

（3）局部皮肤有感染灶者。

（4）有心理障碍、期望值过高以及对自身形体要求过于苛刻者。

（5）病理性肥胖者在原发病治愈或控制后方可由医师视情况决定可否手术。

（三）术前沟通

（1）详细了解受术者的年龄、职业、心理状态及对手术的要求。

（2）客观地向受术者介绍手术原理、手术效果、手术风险、术后注意事项及预后情况。

（3）充分沟通，使受术者正确认识吸脂手术的目的是塑形，纠正狭隘的减肥观点。

（四）术前准备

（1）询问健康状况、既往史、月经史，了解受术者的身体状态及有无手术禁忌证。

（2）检查局部并测量预吸脂部位的周径、脂肪厚度、皮肤的松弛情况等。

（3）进行实验室检查（包括肝、肾功能），以及心电图、X线胸片等检查。

（4）术前常规照相，以利于手术前后的对比。

（五）术前设计

受术者站立位时画线，确定并标记抽吸范围。

（六）麻醉方式的选择

根据吸脂部位、吸脂范围选择麻醉方式。若吸脂范围小，一般直接用肿胀麻醉；腰腹部或双侧大腿吸脂多选用硬膜外麻醉或蛛网膜下腔阻滞（简称腰麻）；对术前感到恐惧、心理压力大者，可采用全身麻醉。

（七）手术步骤

1. 体位、消毒　仰卧位，腹部、腰部常规消毒、铺巾。

2. 手术入路　切口可采用阴阜或脐孔周围切口，也可采用脐上两侧或脐下两侧切口；手术切口的长度与吸脂管的直径相当，一般为 0.5～1.0 cm。

3. 注入肿胀麻醉液　由切口向四周放射状均匀注入肿胀麻醉液，以皮肤呈"橘皮样"为度，或注入口出现"涌泉征"（即注入口出现肿胀麻醉液喷射样溢出）。

4. 抽吸脂肪　将吸脂管插入皮下脂肪层，深度在 1～2 cm 处，在事先标记的区域内做拉锯式刮吸，同时开动电动吸引器。操作时吸头侧孔应朝向不同方向，尤其应多朝向皮肤表面。左手抚摸抽吸部位的皮肤表面，以掌握抽吸的深度。吸管在进出切口时不要有负压，以免加重切口缘的损伤。

5. 术中观察　术中随时观察吸出物的颜色，吸出血液时要及时改变抽吸方向。

6. 术后处理　脂肪抽吸结束后，术者双手呈环形轻柔地挤压抽吸部位，尽量排空皮下残留的肿胀麻醉液，可酌情放置引流，缝合切口，覆盖纱布及棉垫后加压包扎。术后 24～48 小时拔除引流，术后 5～7 天去除敷料，受术者继续穿弹力服 3～6 个月。

（八）抽吸量的观察及处理

一次脂肪抽吸的安全量为 2000 ml 以下。一次抽吸量在 1000 ml 以下对机体的影响较小。

五、几种常见的吸脂辅助系统

（一）超声吸脂辅助系统

该系统于 1992 年由意大利 Zocchi 首先应用。其工作原理如下。①超声波在液体中的传导有膨胀和收缩周期。②人体脂肪组织与液体有相似的低密度特征。低密度的组织结构比较疏松，分子间的内聚力较弱，在一定强度的超声波作用下将产生物理学上的"空穴"效应，导致细胞膜破裂，细胞间连接松散，细胞相互分离。而结构致密的结缔组织如血管、神经、淋巴管等，其分子间的内聚力高，超声波的作用不易使之变形。因此，超声波能够选择性地破坏脂肪细胞，对血管和神经等组织的损伤较轻。所以，超声吸脂辅助系统较单一的负压吸脂系统具有一定的优越性。但超声吸脂需先将脂肪乳化，再通过负压吸出，比较费时；且碎脂过程中产热，会造成周围组织的热损伤。

（二）电子吸脂辅助系统

该系统由意大利人发明，并于 1994 年推出。其技术原理是在两个电极之间产生一个高频电场，脂肪细胞在高频电场的作用下去极化，脂肪组织团块破碎，液化成乳糜样，便于负压吸出。其优点是可根据需要设置不同强度，对不同韧度或密度的脂肪组织选用不同程序的处理，适用于全身各部位的去脂。此外，由于高频电场的局部热凝效应，故术中出血少。但是，由于该系统的抽吸速度较慢，加之吸出的脂肪已液化破坏，不能用于脂肪移植，这些缺点使该系统在临床上的应用不够普及。

（三）共振吸脂辅助系统

超声吸脂和电子吸脂辅助系统虽然注重低创伤，但却存在吸脂量少、吸脂速度过慢等缺陷。传统的吸脂机费时费力，医师的劳动强度极大。共振吸脂辅助系统具有吸脂速度快、吸脂量大、减轻医师的劳动强度等优点。它是 20 世纪 90 年代末发展起来的一种新的脂肪抽吸系统。该系统的工作原理是利用高压气泵使吸管头部产生每分钟 600 次的往复运动，往复幅度为 5 mm。高频振动可将肿胀麻醉后已肿胀的脂肪组织振碎。而 5 mm 的振幅不会切割损伤非脂肪组织，对血管、神经等组织的损伤很小。

第四节　无创瘦身塑形技术

一、冷冻溶脂

冷冻溶脂是一项非侵入性技术。将仪器释放的低温透过皮肤直接作用于皮下脂肪细胞，使其保持在恒定的低温状态，利用脂肪的不耐冷特性，使其自然凋亡并通过正常代谢排出体外，以达到减少脂肪细胞、瘦身美体的效果（表 5-4-1）。冷冻溶脂无须注射、节食、吃药，更不涉及麻醉、手术，所设定的特定温度只针对脂肪层，不会伤害体内其他组织，无创，无恢复期。

1970 年，有学者发现，因吃冰棒而发生冰棒脂膜炎的患者其口周脂肪会变薄。1980年，有学者发现患上寒冷性脂膜炎的女性马术爱好者的大腿内侧脂肪变薄，从而展开了低温对脂肪的影响的研究。在冷冻溶脂技术的猪模型研究中，学者观察到冷冻可以使脂肪层减少（图 5-4-1，5-4-2）。

表 5-4-1　冷冻溶脂治疗的作用机制

作用机制	图示
从组织吸收的热量	
使脂肪细胞变为晶体形式并引起脂肪细胞的程序性死亡（即细胞凋亡）	

作用机制	图示
通过炎症反应清除机制，清除死亡的细胞	
这个过程需要 2~3 个月	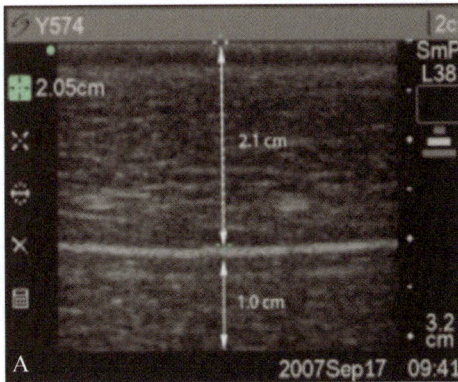

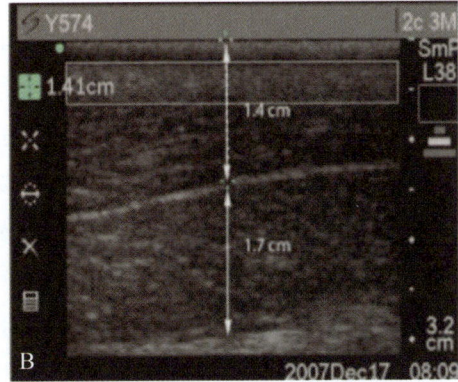

图 5-4-1　模型研究的观察结果

A. 冷冻前；B. 冷冻后。

　　超声研究显示：在应用冷冻溶脂技术 90 天后，猪的脂肪层厚度减少 33%，尤卡坦猪的表层脂肪减少 33%，猪的浅表脂肪层在治疗后 90 天厚度减少 1 cm。

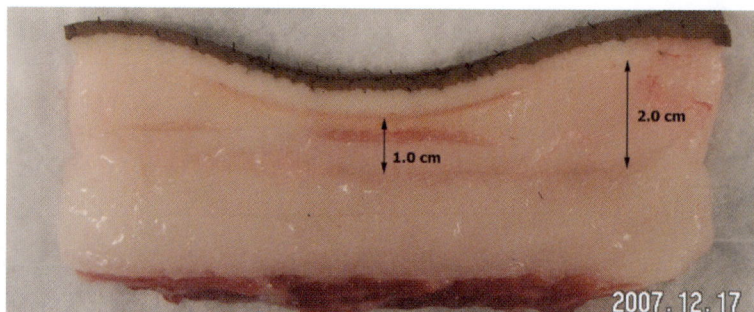

图 5-4-2　大体病理检查

1. 适应证　男性、女性均适用。从治疗部位上讲，腹部的治疗效果最好，腰部、"妈妈臀"、大腿、手臂、背部等处只要脂肪层足够厚，都可以进行冷冻溶脂。

2. 治疗须知

（1）"酷塑"冷冻溶脂是减少局部赘肉、雕塑体形的项目；不适用于过度肥胖、有较高减重要求、内脏脂肪肥厚的求美者。

（2）每次进行"酷塑"项目治疗时，每个部位需要1小时，效果需2～3个月才能呈现，因为冷冻、死亡的脂肪细胞需要随人体的代谢排出体外，这种自然代谢的过程需要2～3个月。

（3）"酷塑"冷冻溶脂的治疗温度是4～6℃，在整个治疗过程中该温度是恒定的，只针对脂肪细胞进行冷冻。脂肪细胞冷冻、死亡后，脂肪细胞的数量减少。据报道，一次治疗可减少22.4%的脂肪。所以雕塑体形的效果是明显的。如果求美者对形体的要求较高，同一部位需再次治疗，两次治疗要间隔2个月。

（4）治疗之前需要进行专业拍照，明确脂肪的走向并标记划线，这些是操作成功的关键。

3. 术前准备

（1）治疗设备。设备完好，并准备好治疗卡、治疗头、凝胶片、隔离片、绑带（大腿内侧和外侧冷冻溶脂都需要）。

（2）设计准备。测量板3块、标记笔（5种颜色各1支）、全身镜1块、相机及支架、专业地垫、黑色背景布。

（3）耗材准备。耗材包括一次性床单、一次性抹胸及短裤、75%乙醇（乙醇不能直接喷在待消毒的物品表面，应喷在纱布上，再用纱布消毒测量板、治疗头、待治疗的区域等）、一次性橡胶手套、纱布、纸巾。

（4）资料准备。包括求美者的治疗知情同意书、疗程计划书、术后注意事项、项目折页、对比图片。

（5）其他准备。拖鞋、抱枕、腰垫、毛巾、浴巾，以及让求美者放松的书籍、音乐等。

4．治疗步骤

（1）治疗评估。注意对男性与女性患者治疗时评估的部位有区别（图 5-4-3，5-4-4）。

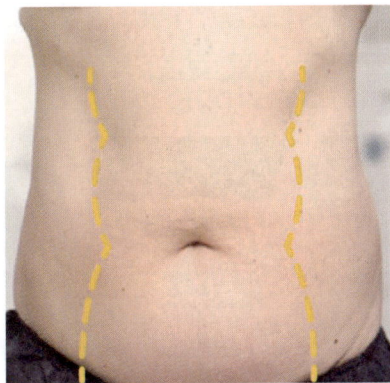

图 5-4-3　女性患者治疗时注意上、中、下腹部　　图 5-4-4　对男性患者治疗时评估中、下腹部

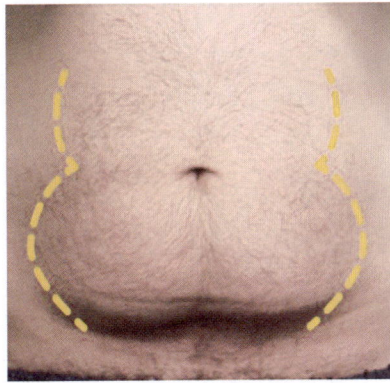

（2）专业拍照。

1）准备拍照。准备好专业相机、相机支架、黑色背景布、专业地垫、一次性抹胸和短裤、全身镜。

2）更衣。求美者更换一次性的抹胸和短裤，第一次治疗前拍照穿的衣服与2个月之后拍照穿的衣服要一致。

3）拍照要求。一定要站在黑色背景布前面拍照；光线均匀，不要在有阴影的位置拍照；角度要调整好；求美者自然站立，每次拍照的姿势、动作要一致；对求美者的照片要标记清晰。

4）分析需要治疗的部位。照片拍好后，需要与求美者沟通，告知其平时可能没有注意到的赘肉。

（3）标记治疗区域（表 5-4-2）。目测观察、检查脂肪的走向，拍照确定治疗部位。

1）视觉分辨。目测观察求美者需要改善的部位，可以和求美者沟通溶脂的需求及期望。

2）物理检查。用手轻捏求美者的脂肪，辨别脂肪在身上的自然走向，观察脂肪团的大小，确定是否有足够的脂肪被吸进治疗探头；确定脂肪团的最高点。

3）影像确定。分8个方位拍照，全方位找出需要治疗的赘肉。

4）签署治疗知情同意书、疗程计划书，建档。

5）腹部标记的要点。整个腹部最好做菱形的设计，需要找出治疗部位的最高点。

6）备注。用测量板及标记笔标记出求美者需要治疗的全部区域。不管求美者当次治疗几个部位，应将待治疗区域全部标记出来。在单次治疗时，治疗部位的重叠部分不可超过 50%，手臂"蝴蝶袖"和大腿内侧的重叠部分不可超过 70%。

表 5-4-2　标记治疗区域的步骤

步骤说明	图示
在患者身体挺直站立时，对身体多余的脂肪组织进行评估	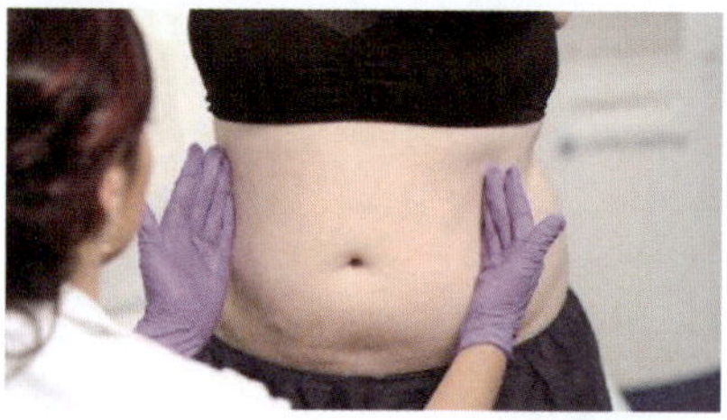
采用足部定位地垫，对患者进行 360°全方位的评估和拍摄	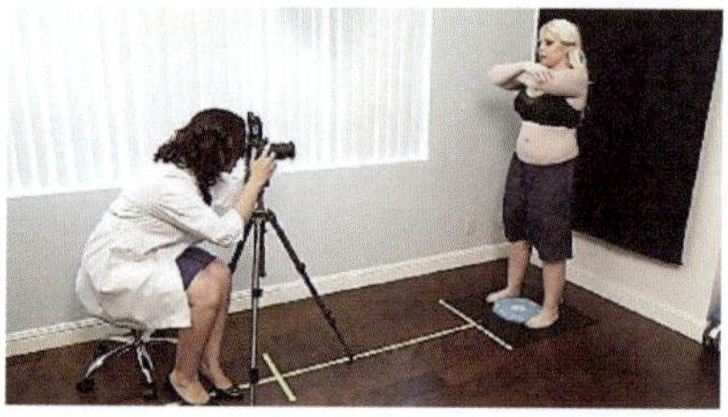
用乙醇擦拭待治疗区域，去除皮肤上的油脂和乳液	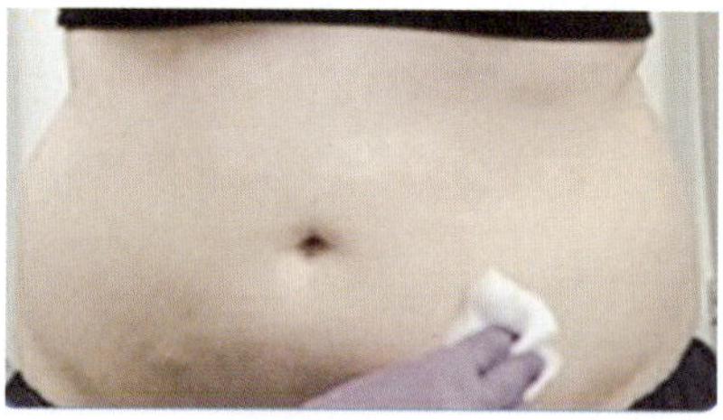
用"X"标记凸起部分的顶点	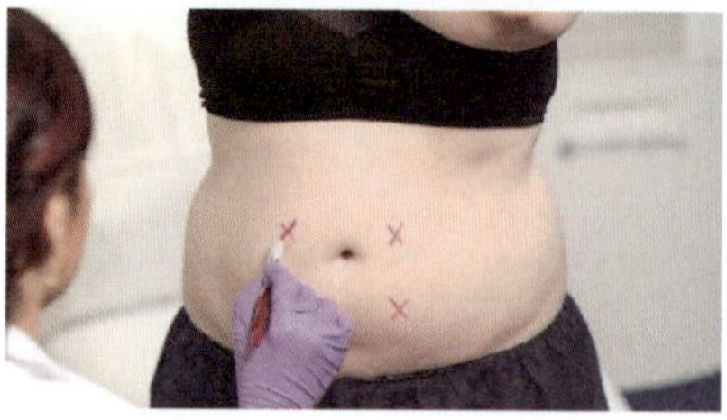

步骤说明	图示
确定凸起部位的自然方向，并将手柄的模板置于凸起部位的最高点，注意遵循相同的方向	
用模板从腹部的右侧一端沿着脂肪凸起部位画一条线，并往两端延伸；在上腹部也是沿着脂肪分布画一条边界线；左侧亦然。四条线交叉后，再往外延伸 2.5 cm 左右	
继续用不同颜色的笔对腹部进行标记。然后站远一点，对刚才的标记点进行目测确认	

（4）治疗。

1）准备工作。在治疗床上铺一次性床单，用 75% 乙醇消毒治疗头和求美者需要治疗的部位。选择治疗头，插上治疗卡，开启电源。铺凝胶片：戴上一次性橡胶手套，抚平凝胶片的外包装，然后拆开包装，双手轻托出凝胶片并将其完全覆盖在需要治疗的区域，抚平至没有气泡。仔细放置凝胶片的外包装，里面多余的液体可用于治疗后按摩。凝胶片仅能用于 1 个部位，不可重复用于其他治疗部位；如有破损，请勿使用。

2）安装隔离套。隔离套为单次使用的，安装时须确保底部金属片与治疗头底部互相吸合，并将隔离套固定在手柄上。

3）安装治疗头。治疗头对准设计部位，确保被吸入罩杯的脂肪超过 50%、罩杯边缘无空隙，然后开启冷冻键。在治疗头周围用抱枕、浴巾等做好承托，治疗头不要悬空。

4）开机治疗。将治疗头放置在治疗区域，开启吸力开关，观察需要治疗的区域是否对准、是否全部被吸住；开启治疗开关，开始治疗。

5）其他注意事项。①提醒求美者在治疗前去洗手间，治疗时间需要 1 小时，不可中断。②给求美者在上、下肢放置靠垫等，帮助其调整至最舒适的体位。③治疗时为求美者盖好毛巾被，防止受凉感冒，注意腹部、腿部、足部、上肢等处。④擦干净外溢的冷冻液。⑤给求美者准备书籍、视频、音乐等放松情绪的文娱项目。⑥随时询问求美者的感受，刚刚开始治疗时求美者容易出现紧张情绪，注意及时安抚。

5. 术后按摩　①治疗结束后，用手指轻轻撬动治疗头边缘，轻轻移开治疗头。擦去手柄内的凝胶液。②将剩余的凝胶液（含抗冻剂，用于防止冻伤）涂于治疗部位表面，轻轻按摩 3～5 分钟，直至皮肤恢复常温、求美者的痛感基本消失。③按摩手法以轻推为主，主要作用是帮助恢复局部血液循环，帮助缓解局部的不适感。④清洁：用卸妆液将所画的标记线清洗干净。⑤交代注意事项：为求美者详细讲解术后注意事项，预约 2 个月后回访的时间。

6. 术后注意事项　①治疗部位的疼痛感会在第 3 天开始非常明显，1 周内症状减轻，15 天内症状消失。治疗部位轻微的瘙痒、麻木感和疼痛是治疗后的正常反应。②治疗部位的发红、淤青将在 2 周内消退。③治疗当天即可洗澡，可以正常饮食、生活。④如果疼痛较剧烈，可以睡前口服镇痛药。⑤治疗部位 2 个月后可以再次接受治疗，也可以接受射频治疗。⑥治疗部位 2 周内不要涂擦功能性的产品（如减肥膏、燃脂霜、辣椒油、促循环的精油等），可以在美容院做淋巴引流的护理；2 周后可以在美容院做其他身体雕塑项目。⑦做完抽脂或其他减肥手术者，半年后可以接受冷冻溶脂治疗。但如果皮下组织偏硬，建议先不要做，请治疗人员评估后决定是否可以进行冷冻溶脂。

二、光电协同无创紧致塑身

（一）原理

光电协同激光技术是核心所在，利用高能双极射频、精准红外光结合真空负压及滚轮按摩，对脂肪细胞、其周围的结缔组织以及真皮胶原纤维进行深度加热。这种高效的加热及真空负压作用能使脂肪细胞和脂肪隔缩小，促进脂肪细胞凋亡，同时更好地刺激胶原及弹性纤维增生，减轻皮肤松弛，并从整体上改善皮肤的结构及质地，实现强效紧致、身体围度缩减和橘皮组织祛除等身体塑形效果。

（二）作用机制

双极射频：用于皮下 20 mm 的深层组织的持续加热。

850 nm 精准红外光：用于橘皮组织中的皮肤浅层 3 ~ 5 mm 的深度加热。

负压模式：确保精确输送能量。

机械按摩：用于改善血液循环和淋巴循环。

三、高能聚焦电磁波增肌塑形

（一）仪器原理

利用高能聚焦电磁波（HI-EMT）技术使肌肉不断舒张与收缩，从而使肌肉内部结构深度重塑，即肌原纤维生长（肌肉增大）并产生新的蛋白链和肌肉纤维（肌肉增生），从而增大肌纤维的密度和体积。

高能聚焦电磁波（HI-EMT）技术可刺激肌肉收缩，引发大量脂肪分解，脂肪酸分解、流出，并在脂肪细胞中大量累积。脂肪组织内酸度过高使脂肪细胞凋亡，凋亡的脂肪细胞在几周内随身体的正常代谢排出体外。

（二）与健身增肌的区别

在进行一般的有氧运动时，身体在第 1 个 10 ~ 15 分钟内主要消耗碳水化合物，随后脂肪的消耗比例才逐步增加，很难在短时间内达到减脂效果。与剧烈运动不同，高能聚焦电磁波治疗时，求美者只需躺在床上，无须更换运动服，治疗头可置于轻薄的衣物上或者直接置于皮肤上。30 分钟的治疗期间，肌肉发生 20 000 次超强收缩，高强度的肌肉收缩导致脂肪功能过载，引起强烈的脂肪分解，脂肪内大量的甘油三酯分解成游离脂肪酸（free fatty acid，FFA），游离脂肪酸"爆发"导致脂肪细胞凋亡。凋亡的脂肪细胞在几周内失活、分解，从体内安全排出（图 5-4-5），由此实现减脂。同时，肌肉在此过程中得到强化和生长，增肌、燃脂一步到位。

治疗从低强度开始，强度会根据求美者的耐受性逐渐增加。大多数求美者在初次治疗时能耐受 100% 的强度。在强度增加之间有一个恢复阶段，此时肌肉通过自身的代谢将乳酸排出。治疗后无恢复期，局部没有红肿，治疗结束半小时后求美者即可轻松出门。高能聚焦电磁波（HI-EMT）脉冲选择性地驱动运动神经元，不影响或伤害皮肤。

"超肌肉运动"诱发脂肪细胞凋亡

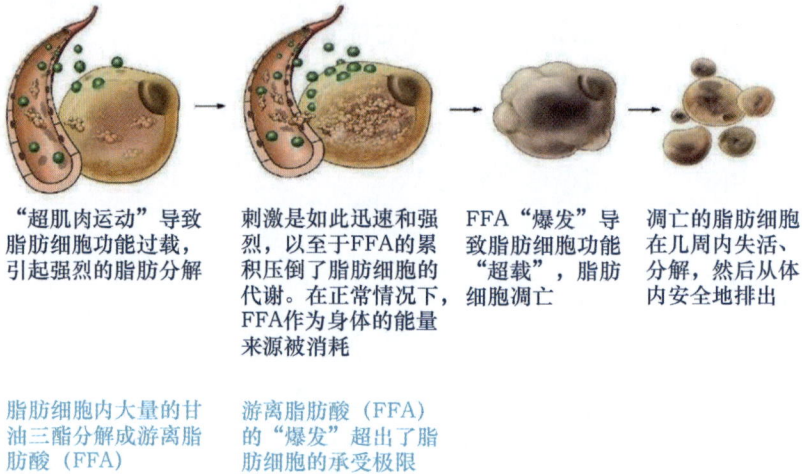

"超肌肉运动"导致脂肪细胞功能过载，引起强烈的脂肪分解

刺激是如此迅速和强烈，以至于FFA的累积压倒了脂肪细胞的代谢。在正常情况下，FFA作为身体的能量来源被消耗

FFA"爆发"导致脂肪细胞功能"超载"，脂肪细胞凋亡

凋亡的脂肪细胞在几周内失活、分解，然后从体内安全地排出

脂肪细胞内大量的甘油三酯分解成游离脂肪酸（FFA）

游离脂肪酸（FFA）的"爆发"超出了脂肪细胞的承受极限

图 5-4-5　高能聚焦电磁波的作用机制

（三）适合的人群

1. 产后妈妈（腹直肌分离人群）　目的是改善腹肌的形状，塑造平坦的腹部。
2. 久坐、缺乏运动的人群　男性和女性均适合。
3. 积极运动、坚持规律饮食等良好生活习惯的健康人士　目的是保持健美的身材。

（四）不适合的人群

体内有金属物体（起搏器、铜质宫内节育器等金属植入物）者和孕妇。

（五）术中和术后的感觉

尽管一开始治疗时有些人会紧张，甚至感到非常不适应，但是绝大多数人都会慢慢地适应。每隔几分钟，强度就会增加。并且在恢复阶段，振动会随着敲击而交替变化。

术后求美者会感到不适，而不是疼痛。产生这种奇怪感受的原因是肌肉在不自主地收缩。有人说这种感觉像是深部的剧烈振动，而另一些人则将其描述为肌肉抽搐。第 2 天治疗区域会有轻微的肌肉疲劳感，会感到身体得到了很好的锻炼。后续疗程会容易些，因为肌肉已经有所增强，而且求美者更为放松，并且已经知道接下来的感受是什么。

（于　洋　陈　婧　范天天）

参考文献

1. 王志军，刘林嶓. 美容外科学. 北京：人民卫生出版社，2012.

第六章　微整形注射美容技术

第一节　透明质酸钠填充剂

　　天然的透明质酸钠是一种广泛存在于生物体内的黏多糖，又称糖醛酸或玻尿酸。用于注射填充的透明质酸钠凝胶主要来源于生物工程细菌，经过分离、交联、提纯后，具有一定的可塑性和良好的生物组织相容性，故可用于注射填充凹陷和静态性皱纹。

一、透明质酸钠注射填充的适应证及临床选择（表 6-1-1）

表 6-1-1　透明质酸钠注射填充的适应证及临床选择

适用部位	分子量	注射层次	功能	维持时间
颈纹、面部	小分子为主，结合少量中分子注射剂	真皮及皮下浅层	补水	1～3 个月
眉间纹、木偶纹、唇部	中分子	皮下、浅筋膜层	除皱	6～12 个月
苹果肌、鼻唇沟、颊部凹陷	中分子	皮下、浅筋膜层、深筋膜层、骨膜上	塑形	6～12 个月
颞部、鼻部、下颏、额部	大分子	骨膜下、深筋膜层、浅筋膜层	塑形	8～18 个月
瘢痕	中分子	瘢痕分离层	隔离，防粘连	6～12 个月

二、透明质酸钠注射填充的并发症和预防

　　1. 局部红肿、淤斑　为了尽可能减少红斑、肿胀、淤斑等反应，注射前后可冰敷，选用细针头注射，动作轻柔以避免损伤血管。如果淤斑严重，术后 3 天内冰敷，3 天后可热敷及使用活血化瘀药物。

　　2. 硬结和肿块　由于注射不均匀、单点剂量过高或者注射层次过浅，局部都可形成硬结或肿块，最常见的是在泪沟部位形成凹凸不平的多个结节。若硬结较小，则不用处理，待其自行吸收；如果明显影响外观，可通过局部揉按来改善，或者进行热疗以加速吸收，或应用透明质酸酶来溶解。

　　3. 皮肤坏死　皮肤坏死的原因大多是相关支配血管的栓塞或者注射剂量过高造成

局部压迫，也有报道注射材料有时会造成血管痉挛而使血供中断。皮肤坏死常见于鼻尖与眉间。预防措施包括如下几点。①熟悉局部解剖结构、血管走向，注射时回抽持续足够长的时间并观察。②注意观察注射时或注射后有无异常疼痛或麻木。③注射后注意监测局部肿胀的程度。④观察局部皮肤有无如下改变：苍白、水肿、潮红、呈樱桃红色、花斑，甚至灰白。

一旦发现栓塞的早期表现，立即停止注射，在治疗区域注射透明质酸钠溶解酶，并根据情况尽早进行局部和全身治疗，如吸氧、解痉、抗凝、扩血管和改善微循环等治疗。早期处理可以减轻皮肤损害，如果已进入栓塞后期，需要进行对症支持治疗。

4. 失明 这是注射填充最严重而凶险的并发症。失明常见的原因是注射压力过大，导致透明质酸颗粒逆行流动，造成眼动脉栓塞、视网膜细胞缺血坏死，从而导致失明，常发生于注射眉间、鼻侧面和鼻唇沟区域时。处理方法同皮肤坏死。

第二节 注射用 A 型肉毒毒素

肉毒毒素（botulinum toxin，BTX）是肉毒梭菌分泌的一种细菌外毒素，属于神经毒素，是目前已知毒性最强的毒素。根据其抗原属性的不同，肉毒毒素可分为 7 个血清型（即 A、B、C、D、E、F 和 G 型），以 A 型和 B 型最为常见，临床常用 A 型肉毒毒素。

一、作用机制

人体肌肉收缩的过程：神经冲动→乙酰胆碱（ACh）→终板电位→肌肉动作电位→肌肉收缩。肉毒毒素作用于胆碱能运动神经的末梢，通过拮抗钙离子的作用，抑制乙酰胆碱从神经肌肉接头处释放，阻断神经冲动向肌肉的传导，使肌肉发生松弛性麻痹。

二、安全性和效果持续性

肉毒毒素的毒力用国际单位（U）来表示，1 U 的肉毒毒素是指通过腹腔注射能杀死 50% 的 18～20 g 雌性小鼠的剂量（即半数致死量 LD_{50}）。据此推算，若某个成年人的体重为 70 kg，半数致死量为 3500～4000 U。临床美容中的用量一般为 30～200 U，迄今为止尚无按此剂量注射肉毒毒素引起全身中毒反应的病例报道。一般情况下，注射后

1周左右效果初显，1个月效果明显，之后神经末梢开始形成新的、更小的、无髓鞘的神经末梢，原始的神经肌肉接头开始恢复功能，形成新的连接并释放乙酰胆碱，肌肉重新开始收缩。这些一般发生于注射后 3～6 个月。

三、适应证和禁忌证

（一）适应证

（1）眼肌、颈肌等肌肉痉挛。

（2）面部皱纹。

（3）单纯性咬肌肥大，肌肉发达。

（4）眉毛上抬、下垂或不对称。

（5）激光美容、手术除皱美容、软组织填充美容等的辅助治疗。

（二）禁忌证

（1）重症肌无力、多发性硬化、上睑下垂等神经肌肉疾病患者。

（2）妊娠期、哺乳期女性。

（3）存在心、肝、肾等脏器的器质性病变者，高血压、糖尿病等慢性疾病患者。

（4）高度敏感体质。

（5）近 2 周使用过能与肉毒毒素起协同作用的药物，这些药物会增加肉毒毒素的毒性。常见的有氨基糖苷类，如庆大霉素、链霉素等。

（6）儿童慎用。

四、临床应用

自 1979 年美国 FDA 允许使用肉毒毒素治疗斜视和眼肌痉挛开始，A 型肉毒毒素现已被广泛应用于眼科、骨科、神经科和美容整形外科等多个领域。在美容外科领域，A 型肉毒毒素注射从最早的用于皱眉肌以减轻眉间纹，到现在发展至几乎全面部的表情肌注射，可以减轻额纹、眉间纹、鱼尾纹、鼻背纹、口周皱纹、颈纹等。不但如此，根据肉毒毒素的作用机制，目前其应用范围不仅包括咬肌注射瘦脸、腓肠肌注射瘦小腿、面部提升、痤疮的美容治疗等，还可作为激光美容、手术除皱美容以及软组织填充美容的辅助治疗，可以使效果更佳、持续时间更久。不过目前我国国家药品监督管理局批准用于美容的注射部位还仅限于眉间纹。

五、注射方法

1. 药物的配制和稀释 临床应用的 A 型肉毒毒素为冻干粉剂，使用前需要用无菌的等渗生理盐水溶解。其药液的浓度越低，注射液体量就越大，毒素的弥散范围就越大，而浓度过高则难以控制注射剂量。医师初次使用时，一般推荐用 2.5 ml 生理盐水稀释成 4 U/0.1 ml，若使用 1 ml 注射器，每 0.1 ml 就是 4 U 的剂量；或者使用 1 ml 的胰岛素注射器，每 1 小格为 1 U。肉毒毒素一般在配制后 4 小时内使用。在配制过程中应避免摇晃产生气泡，否则将会影响疗效。

2. 注射层次 根据肉毒毒素的作用靶点，除皱和面部提升的注射层次为肌肉层，直接注射到与皱纹相关的肌肉内；治疗多汗症和腋臭时，则应注射至真皮层以及汗腺所在的层次，范围较大时，可配合水光针进行注射。

六、并发症和防治

如果掌握适应证、禁忌证，并且应用正规的产品和正确的操作方法，肉毒毒素注射美容很少出现并发症。

1. 疼痛、红斑、肿胀、淤血等 大多是轻度的、一过性的，一般 3 天左右消退。注射前敷麻醉药可缓解疼痛。注射前、后冰敷及使用细小的针头，并且注射时注意层次，这样做可减少红斑、肿胀、淤血的发生。注射后注意饮食：不饮酒，忌辛辣、刺激性食物及海鲜。

2. 上睑下垂、睑裂闭合不全、眉毛改变、表情僵硬 注意注射部位及层次要准确，注射剂量要适度，由此可避免出现这类并发症。注射后禁止揉按注射部位。

3. 头涨，头部沉重感 类似感冒症状，常见于初次上面部注射后。

4. 过敏 偶见，严重者会出现休克。术前采集过敏史，熟悉抗过敏治疗。

第三节　胶原蛋白填充剂

胶原蛋白广泛存在于动物的皮肤、骨、软骨等组织中，是细胞外基质中最重要的组成部分之一。健康的人体皮肤中胶原蛋白的含量占 70% 左右，其中最主要的是 I 型和 III 型胶原蛋白。随着年龄的增长，胶原蛋白逐渐流失，支撑皮肤的胶原肽键和弹力网断裂，胶原蛋白的螺旋状结构被破坏，于是皮肤表现出干燥、皱纹、松弛等衰老现象。因此，采用注射方式来补充皮肤内流失的胶原蛋白是最快、最直接和最有效的美容方式。胶原蛋白也是最早用于注射除皱的填充材料，其维持时间不长，但注射后不会发生丁达尔现象，所以常用于泪沟等浅表部位的注射。

一、作用机制

（1）注射填充，补充流失的胶原蛋白。
（2）刺激自身组织产生胶原蛋白。

二、适应证和禁忌证

（一）适应证

（1）面部细小皱纹。
（2）面部细小凹陷或皮肤轻度萎缩。

（二）禁忌证

（1）胶原过敏试验阳性者。
（2）自身免疫性疾病或结缔组织疾病患者。
（3）合并心、肝、肾等脏器的器质性病变，或者高血压、糖尿病等慢性疾病的患者。
（4）妊娠期、哺乳期女性。

三、安全性和效果持续性

（1）胶原蛋白具有物种特异性和组织抗原性，可能会引起过敏反应，条件允许时，最好做皮试。

皮试及观察：取 0.2 ml 皮试液在前臂屈侧真皮层注射皮丘，72 小时后开始观察注射区，持续观察 4 周。阳性表现如下。①局部症状：注射区出现红斑、硬结、肿胀、压痛，可伴有瘙痒，以上症状持续至少 6 小时。②可伴有全身症状：恶心、乏力、皮疹、关节痛、肌肉痛。如有疑问或仅有不典型的局部反应时，1 个月后可在对侧前臂做皮试。

（2）胶原蛋白需冷藏运输，运输不便；应置于冰箱内 4～10 ℃冷藏保存，使用前 1 小时拿出，室温复温。

（3）存在其内含有动物源性病原体的隐患。

四、注射方法

1. 注射层次　皮肤真皮层。

2. 注射方法　线性进针，边推注边后退。注射后可揉按局部，以促进胶原蛋白均匀分布。

3. 注射量　一般情况下，注射后局部应比原来的凹陷突出一些。可间隔 4 周后再次注射。

五、并发症和防治

1. 注射过量　如过量，则等待其自行吸收，热敷可加速吸收。预防：注射时注射量应适当，可少量多次注射，直到注射至理想状态。

2. 形态不理想　出现线条断续状、结节等，可适当按摩。医师应提高注射水平。

第四节　聚左旋乳酸

聚左旋乳酸又称左旋聚乳酸，是一种可降解的合成聚合物，可用来制造可吸收性医疗用品。美容注射使用的是聚左旋乳酸晶体微球和甲基纤维素组成的混合溶液，俗称"童颜针"，可用于修复软组织缺损，以及皱纹、凹陷性瘢痕、面部脂肪萎缩的填充等，其效果持续时间可达 2 年以上。

一、作用机制

1. 填充　注射聚左旋乳酸后，其可以填充凹陷。

2. 刺激真皮层胶原和弹性纤维增生　聚左旋乳酸被注射到局部后，降解的过程中可刺激真皮层胶原和弹性纤维增生，从而填充皱纹和凹陷。

二、适应证和禁忌证

（一）适应证

（1）人类免疫缺陷病毒（HIV）阳性者在反转录病毒治疗期内出现的面部脂肪萎缩，一般情况良好。

（2）颞部、面颊凹陷。

（3）手部老化。

（二）禁忌证

（1）胶原蛋白过敏的患者。

（2）妊娠期、哺乳期女性。

（3）瘢痕体质者。

（4）存在血液系统疾病或凝血功能障碍者。

（5）存在心、肝、肾等脏器的器质性病变，或免疫系统疾病、高血压、糖尿病等慢性疾病的患者。

三、安全性和效果持续性

早期的临床试验结果显示，高浓度的聚左旋乳酸对机体的刺激较大，肉芽肿的发病率高；后期进行的临床试验中，因降低了注射浓度，并发症少量出现，这些并发症与产品的稀释浓度、注射区域、注射技术、注射后的按摩等因素有关。聚左旋乳酸已在欧美国家被使用多年。聚左旋乳酸注射后的填充效果是缓慢出现的。其效果的维持时间可长达 2~3 年，甚至更久。因此，一旦注射过量，处理起来非常困难。

四、注射方法

（一）配制方法

1. 固态聚左旋乳酸粉末　常温保存，使用时用无菌注射用水配制成悬浊液，室温下静置 24~48 小时后，加入利多卡因后注射。

2. 液态聚左旋乳酸　无须静置，可加入利多卡因后注射。

（二）注射方法

抽取配制好的溶液前要充分摇匀，用线性逆向法或交叉影线法注射。在推注困难的情况下不应强行用力，而应更换针头。也可以使用每点 0.05 ~ 0.1 ml 的微滴或珍珠样微滴注射法。

五、并发症和防治

1. 肿胀、发红、疼痛、瘙痒、变色、结痂、脱皮 为炎症及聚左旋乳酸的刺激症状。术后 24 小时内冰敷可有效减轻疼痛、红肿，10 日内避免日光照射，2 个月内尽量避免激光射频类治疗。

2. 皮肤结节和（或）皮肤发红 注射层次过浅就易出现这类现象。

3. 结节或肿块 聚左旋乳酸的作用原理是刺激肉芽组织增生，因此其最常见的并发症自然便是肉芽肿的过度增生，这与注射过量、过频、浓度过高、注射层次不正确、未选择好适应证等因素相关。第一次注射时应尽量配制低浓度注射液，试探性地注射，以测试患者的敏感程度；再根据实际情况调整第二次的浓度与用量。同时，应将聚左旋乳酸注射于皮下，不能注射于真皮层内，注射时要偏深。聚左旋乳酸不能用于眼周及唇部等皮肤极薄部位的注射。若将其用于丰唇，则很可能造成唇部肿胀及不对称。注射后可每日多次按摩，以促进药物扩散均匀，避免结节产生。要遵循"多点、少量、多次"的原则，严禁一次"矫枉过正"。聚左旋乳酸平均要注射 2 ~ 4 次，两次之间常间隔 2 ~ 3 个月，至少应间隔 1 个月。

4. 栓塞 与注射进入血管有关。应熟悉解剖结构、血管走行，注射时回抽，操作轻柔，大多数情况下可避免栓塞的发生。

第五节 透明质酸钠复合溶液（嗨体）

透明质酸钠复合溶液（嗨体）是一种以非交联透明质酸钠为主，添加了 L-肌肽、维生素和多种氨基酸的复合成分的注射产品，主要作用是通过注射填充去颈纹，改善颈部肤质。

一、作用机制

非交联透明质酸钠可给细胞提供胞外基质，起到填充和补水作用；添加的 L-肌肽、维生素和多种氨基酸为局部皮肤供给营养，促进成纤维细胞增生，使皮肤恢复弹性，减淡颈部皱纹。

二、适应证和禁忌证

（一）适应证

（1）颈纹明显者。

（2）颈部皮肤松弛、肤质不佳者。

（二）禁忌证

（1）注射区域皮肤存在感染者。

（2）自身免疫性疾病患者。

（3）瘢痕体质者或有异物肉芽肿病史的患者。

（4）长期服用抗凝药物及同类保健品者。

（5）妊娠期、哺乳期和月经期女性。

（6）存在器官严重疾病的患者。

三、安全性和效果持续性

透明质酸钠复合溶液（嗨体）的主要成分是非交联透明质酸钠，具有良好的生物组织相容性，代谢快，需多次注射方可维持效果。添加的其他成分具有一定的物种特异性和组织抗原性，可能会引起过敏反应。

四、注射方法

1. 注射层次　皮肤真皮层。

2. 注射方法　线性进针，边推注边退针。注射后可揉按局部，以促进填充剂的均匀分布。

3. 注射量　注射后局部一般比原来凹陷突出一些，可间隔 4 周后再次注射。

五、并发症和防治

1. 过度矫正　属于暂时情况，术后按摩以促使填充剂分布均匀，一般 3~7 天突出部位就可消退。

2. 红肿、硬结、瘙痒和淤斑　常出现在注射后 72 小时内。术后 24 小时内冰敷可有效减轻疼痛、红肿，10 日内避免日光照射，2 个月内尽量避免激光射频类治疗。

3. 迟发型超敏反应、异物肉芽肿和瘢痕形成　严格把握适应证和禁忌证可避免，加用抗炎药有助于减少炎症和疼痛的发生。

4. 局部小血管栓塞，皮肤坏死　主要由操作不当引起。

第六节　其他注射填充材料

随着医学美容技术的发展、生物材料的研发，各种注射材料层出不穷。注射填充材料根据其来源不同可分为生物性和非生物性两大类。生物性注射填充材料主要来自人体、动物和细菌的衍生物，如牛胶原蛋白、成纤维细胞、羊胎素等；非生物性注射填充材料主要是非生物来源的天然高分子和人工合成的化学聚合物，如硅凝胶、聚丙烯酰胺水凝胶、丙烯酸水凝胶、聚甲基丙烯酸甲酯、羟基磷灰石等。根据注射材料在体内维持时间的长短，可将其分为短效填充剂（1 年以内）、半永久性填充剂（1~3 年）和永久性填充剂（3 年以上）。

一、其他常用的注射填充材料

1. 非交联透明质酸钠　是水光针、透明质酸钠复合溶液（嗨体）的主要成分，注射后皮肤的保湿能力增加，光泽度和弹性显著增加。

2. 美白类药物　如氨甲环酸、还原型谷胱甘肽、维生素 C 等，常常混入透明质酸溶液中一并注射，对于黄褐斑有较好的治疗效果。

3. 富血小板血浆（PRP）和贫血小板血浆　前者是利用自身血液通过离心技术制成的血小板浓度高于普通全血 4~8 倍的浓缩血浆，对各类组织缺损和创伤具有修复作用，最初用于美容领域的目的是修补细纹及收紧轻微松弛的皮肤。贫血小板血浆（platelet

poor plasma，PPP）是提取完 PRP 后血浆中不含血小板的部分，将其加温后使蛋白质凝固，可转变成为"自身胶原蛋白"，将其作为真皮或皮下层的植入物，不仅是皮肤营养的补充剂，而且可以代替透明质酸作为填充剂使用。在临床中常将两者结合起来应用。

4. 其他复方制剂　目前应用比较多的是动能素以及韩国的 D + Cell 复配制剂。其中前者的主要成分是多种维生素、氨基酸、多肽，可以改善衰老的皮肤；而 D + Cell 主要含有多聚脱氧核糖核苷酸（PDRN），在治疗红血丝、改善敏感性皮肤方面有较好的作用。

二、少用或禁用的部分注射填充材料

1. 具有物种特异性和组织抗原性的注射填充材料　如牛胶原蛋白、成纤维细胞等。
2. 注射后效果不理想的注射填充材料　如羟基磷灰石，注射隆鼻术后形态不理想。
3. 对组织的刺激性相对较大、不降解、存在安全隐患的注射制剂　如以前临床上常用的爱贝芙已于 2018 年被我国禁用。爱贝芙包含 2 种成分：一种成分是直径为 32～40 μm 的聚甲基丙烯酸甲酯（polymethyl methacrylate，PMMA）小微球，占爱贝芙容积的 20%；另一种成分是包裹着 PMMA 小微球的胶原蛋白液体，占爱贝芙容积的 80%。爱贝芙在被注射到真皮底层之后，注入的胶原蛋白在几个月后会慢慢被人体吸收，而 PMMA 小微球则不会被吸收，可永久性地存在于人体内，不断地刺激皮下胶原蛋白及其他皮下组织生长。但由于 PMMA 不降解，局部可能会出现肉芽肿。
4. 对组织的毒性大、损害健康的注射填充材料　如聚丙烯酰胺水凝胶（奥美定，别名英捷尔法勒）被注射到体内后可侵蚀组织，毒害神经系统，损伤肾脏，还会对循环系统造成损害，故世界卫生组织已将这种物质列为可疑致癌物之一。我国已于 2006 年禁用。
5. 尚处于研制或观察阶段的新型材料　应谨慎注射。

第七节　注射溶脂

注射溶脂就是将溶脂药物注射入人体皮下脂肪层，脂肪溶解后被吸收，从而达到局部减肥、塑形的目的。注射溶脂适用于小范围、局部的美体塑形，但不适用于全身肥胖者的系统性减肥。

一、溶脂制剂的主要成分和作用机制

注射溶脂所用针剂为复方制剂，主要成分如下。

1. 磷脂酰胆碱（PC）　磷脂酰胆碱是溶脂制剂中最主要的成分，又名卵磷脂，是细胞膜的主要成分，可乳化分解油脂，降低血液中甘油三酯、胆固醇的含量，减少脂类物质在血管内壁的滞留时间，有防治动脉硬化等作用，对肝脏无代谢方面的副作用。临床上使用的磷脂酰胆碱从大豆中萃取得到，已广泛应用于高脂血症、周围血管疾病、脂肪肝等的治疗。外用注射最早应用于脂肪瘤的治疗，后有学者尝试将磷脂酰胆碱注射于皮下脂肪以溶脂，获得成功后，便开启了磷脂酰胆碱在整形美容方面的应用。

2. 左旋肉碱　左旋肉碱是人体细胞内天然存在的一种化合物，别名维生素 BT、卡尼丁（音译），是一种促使脂肪代谢的类氨基酸。左旋肉碱的基本功能是作为载体把脂肪酸从线粒体外运入线粒体，然后氧化分解，释放出能量，从而加速脂肪的代谢。左旋肉碱还能促进丙酮酸的代谢，减少乳酸在肌肉细胞中的堆积，缓解疲劳。此外，左旋肉碱能预防运动时产生脂质过氧化物，减少细胞受到过氧化物的破坏，从而延缓细胞老化，延缓人体衰老。左旋肉碱非人体必需的营养物质，因为人体会自行合成足够的左旋肉碱，通常不会出现左旋肉碱缺乏的问题。溶脂针中含有的左旋肉碱可提高局部的左旋肉碱浓度，辅助脂肪代谢。

3. 胰岛素样生长因子 –1　胰岛素样生长因子是一类多功能细胞增殖调控因子，与人类胰岛素原的结构和功能相似，故得名。在人体内，当垂体分泌的生长激素被运送至肝脏后，即可合成胰岛素样生长因子 –1，后者在细胞的增殖分化、个体的生长发育中具有重要的促进作用。溶脂针中加入胰岛素样生长因子 –1 可促进局部新陈代谢，加速脂肪分解。

4. 透明质酸钠　部分产品的溶脂针中含有少量透明质酸钠，有助于皮肤保持水分，使皮肤变得紧致、光滑，延缓皮肤老化。

5. 其他成分　部分品牌的溶脂制剂中含有少量咖啡因、酶等成分，具体不详。

二、适应证和禁忌证

（一）适应证

（1）局部轻度肥胖。

（2）局部塑形。

（二）禁忌证

（1）局部皮肤存在炎症。

（2）高血压、糖尿病、肝病等慢性疾病患者，尤其是心脏病、肾功能不全患者禁用。

（3）正在备孕、妊娠期及产后哺乳期的女性。

（4）长期使用抗凝血药和凝血功能障碍者。

（5）过敏体质者。

三、安全性和效果持续性

注射溶脂操作简便、创伤小、恢复快，但因其存在不良反应及安全隐患，目前仍存在争议。注射溶脂需选择正规产品，由正规机构有资质的医师进行注射操作，以尽可能防范并发症。首次注射应为试探性治疗，一次注射剂量不宜过多，注射范围不宜过大，以观察后期的反应及疗效，并以此为依据在后续的治疗中调整剂量。在体重不增加的情况下，4～6周可显现出最佳治疗效果。可多次少剂量注射，直至达到理想的效果。

四、注射方法

（1）标注注射范围。

（2）配制药物。根据产品说明配制药物，通常加入规定量的生理盐水或利多卡因注射液。有些产品在出厂时已配制好，可直接使用。

（3）注射层次为脂肪层内，尽量注射到脂肪层的中间位置，勿过深或过浅。切勿注射到皮肤或肌肉等非脂肪组织中。

五、并发症和防治

1. 局部红肿、发热、疼痛、淤血 术前、术后冰敷可缓解。

2. 硬结 可热敷、按摩以促进消散，也可结合射频、超声波治疗来加快液化变性的脂肪的吸收。

3. 感染、脓肿、坏死、破溃、形成窦道或瘘管 常为操作不规范所致。注意术前、术中无菌操作和术后护理，注意注射层次、注射剂量，应少量多次注射。

4．局部凹陷　注意不同产品的单次安全注射剂量，切勿过多使用。对于过于肥胖的部位，应分次治疗或建议行吸脂手术。

5．色素沉着　由注射层次过浅、注射量过多等导致。

6．过敏　溶脂制剂的成分复杂，应严格把握禁忌证。

7．腮腺漏　注意注射部位和层次，熟悉解剖结构。

第八节　自体脂肪注射移植技术

自体脂肪注射移植是指从人体自身某些部位吸取皮下脂肪细胞，再将经过净化处理的脂肪颗粒注射到需要进行脂肪填充的部位的治疗方法，常可用于矫治面部凹陷、双侧乳房不对称、浅表细小皱纹等，近年来也常被用于面部轮廓及五官的填充塑形。

一、适应证和禁忌证

（一）适应证

（1）面部软组织缺损或软组织萎缩所致的凹陷。

（2）面部皱纹或轮廓塑形等美容填充。

（3）自体脂肪注射移植隆乳。

（4）其他部位创伤等因素造成的组织缺损。

（二）禁忌证

（1）受区存在炎症。

（2）受区血液供应不良。

（3）妊娠期、哺乳期女性。

（4）有心脑血管疾病、其他重要脏器疾病、糖尿病及凝血功能异常者。

（5）长期服用或正在服用抗凝血药、扩血管药及糖皮质激素等的人群。

（6）对存在心理障碍、期望值过高者应慎重选择。

二、安全性和效果持续性

（一）自体脂肪的特性

自体脂肪是目前应用非常广泛的注射材料，与其他软组织填充剂相比，自体颗粒脂肪移植的优点如下。

（1）取自受术者自身的脂肪，来源丰富，取材方便，成本低廉。

（2）对人体正常组织无伤害，对机体内环境无不良影响。

（3）组织相容性好，无毒副作用，无排斥反应。

（4）存活后作用持久。

（5）供区可以同时减肥、重塑体形。

（6）吸脂切口和注射切口都很小，一般为 3～5 mm，愈合后瘢痕不明显。

（二）主要缺点

（1）移植的脂肪不能完全存活，常需补充注射。

（2）操作不当可致移植的脂肪发生液化、感染或钙化。

（3）应用于精细部位的注射时，其精确度难以掌控。

颗粒脂肪在注射移植术后 6～12 个月的吸收率为 30%～60%，术后 3 个月可再次注射，可反复注射 2～3 次，以达到满意的效果为止。

三、自体脂肪移植的操作步骤

（一）术前准备

（1）采集病史，排除高血压、冠心病及糖尿病等疾病患者。

（2）术前常规检查，包括血常规、肝功能、肾功能、心功能以及凝血功能等。

（3）受术者个人清洁及衣物准备。

（二）术前设计

根据受术者的治疗要求，医师与其沟通达成共识后进行设计，标注填充部位及范围、进针点、重点注射区域等。

（三）麻醉

采用局部浸润麻醉或静脉麻醉。供区需配合肿胀麻醉。肿胀麻醉液常用的主要配方：生理盐水 1000 ml，2% 利多卡因注射液 20～40 ml，肾上腺素 0.5～1 mg（0.5～1 ml）。

FDA 及我国药典规定利多卡因的最大用量为 7 mg/kg，一次用量不超过 400 mg。但肿胀麻醉液中利多卡因的用量远远超过规定量，其安全应用的可能机制如下。①肿胀麻醉是将肿胀麻醉液注射在吸收相对缓慢的局部脂肪组织内，而脂肪组织内的血管较少。②由于肿胀组织的压迫，血管外压力增大，利多卡因的吸收量相对减少。③肾上腺素使局部血管收缩，药物吸收减慢。④利多卡因为脂溶性药物，与脂肪有亲和力，脂肪组织可阻止其扩散，延缓其吸收。⑤大部分（50%～70%）的肿胀麻醉液在抽取脂肪时被吸出。⑥组织创伤后局部的反应是渗出大于吸收，肿胀时效也是利多卡因吸收减慢的因素。如辅以静脉复合麻醉或硬膜外麻醉，利多卡因的用量可减至 200 mg/L 以内，以减少利多卡因用量过大所致的毒副作用。肿胀麻醉液的一次注入量在 3000～5000 ml 内较安全。

（四）供区吸脂

脂肪抽吸可以采用注射器吸脂、吸脂机吸脂、水动力吸脂等。无论采用哪种吸脂方法，都是在注射肿胀麻醉液后，以小负压轻柔地抽吸，从而保护脂肪细胞的完整性。

（五）脂肪处理

经吸脂获取的脂肪组织主要包括完整的脂肪颗粒、液化的脂肪、纤维结缔组织、细胞碎片和含血液成分的肿胀麻醉液。经过洗涤或静置、低速离心、棉布过滤等方法处理，就可提取脂肪颗粒，通过脂肪胶制备装置可进一步处理成脂肪胶。

（六）受区注射脂肪

1. 注射范围　根据术前设计标注的范围进行注射。
2. 注射层次　多隧道、多层次、多点注射。
3. 注射手法　微量、均匀地推注，边后退边注射。
4. 注射量　受区需要量比较少时，可按 1～2 倍需要量注射；需要量比较大时，可适量多次注射，以提高脂肪组织的存活率。

四、并发症和防治

脂肪移植除了一般的并发症如出血、血肿、血清肿、感染、切口瘢痕等以外，还包括以下几个方面。

1. 吸收　吸收是脂肪移植常见的并发症。在脂肪抽吸、处理及注射的各个环节应规范操作，以提高移植到受区的脂肪细胞的存活率。

2. 囊肿　囊肿常由移植的脂肪细胞坏死后被包裹而形成。较小的囊肿具有自限性，可以自行吸收；较大的囊肿在术后早期可以通过抽吸的方式促进其自行吸收。

3. 硬结　硬结是脂肪注射移植常见的并发症之一，由脂肪坏死后的纤维化所致。硬结外层为存活的脂肪组织，中间为纤维囊壁包裹的囊肿。对术后短期内出现的小的硬结，挤压使其破裂、被吸收；对形成时间较长的硬结，需要通过手术切除。

4. 钙化　通常在脂肪移植数月后出现，发生于脂肪坏死或囊肿形成的局部区域。发生于脂肪注射移植隆乳术后者需要与乳腺癌相鉴别。

5. 栓塞　为脂肪注入血管内所致，注射时应边退针边注射。

6. 气胸　发生于脂肪注射移植隆胸术时，原因是进针层次错误，误入胸腔。操作者应当熟悉解剖层次，避免粗暴操作。

7. 皮肤凹凸不平　供区皮肤凹凸不平几乎难以完全避免，由抽吸不均匀或包扎不当所致。有些轻度的凹凸不平处在 3~6 个月后可自行恢复平整。当凹凸不平严重时，可做如下处理：可再次对凸起处进行抽吸，但最好在术后 3 个月左右进行抽吸。预防：吸脂完毕，应用较小的吸脂头"找平"，并反复用手触摸检查，并在过渡区进行适当修整；包扎时，应用大辅料均匀地将整个吸脂区覆盖，并加压包扎。

8. 皮肤松弛　术后皮肤松弛，多发生于超胖患者及 35 岁以上的肥胖患者，这是由于过度肥胖、皮瓣过度扩张而发生弹性纤维断裂，以及中老年人胶原蛋白的流失和合成不足。处理：对于过度松弛的皮肤，可以考虑手术切除。预防：手术时应由脂肪深层至浅层逐层抽吸，从而刺激皮下弹性纤维；适当延长局部加压包扎时间可起到一定的作用。

9. 肿胀　术后局部会出现肿胀，一般 1~3 个月消退，少数部位（膝关节、踝关节）的肿胀可持续近 1 年。术区肿胀可能是脂肪液化、手术创伤处渗液且引流不畅所致，术区下肿胀是由术区肿胀及术区包扎引起静脉回流障碍所致。

对于术区肿胀，有渗液时应引流，必要时可给予负压引流并加压包扎。仅有术区下肿胀时，肿胀在加压包扎解除后会慢慢消退。下肢吸脂术后应注意抬高术侧下肢，1 周内减少行走。此外，术区肿胀可能是吸脂后组织损伤的反应，此时可服用草木樨流浸液片（消脱止片）等药物来治疗。

10. 伤口不愈合　表现为吸脂口经久不愈，吸脂腔隙处的皮肤不能与下方紧贴。这可能是感染、引流不畅所致，并可造成吸脂腔隙周围形成一层纤维膜性囊壁。处理：局部进行冲洗，并注入庆大霉素，引流，换药；如仍不愈合，应从吸脂口进入腔隙内搔刮纤维囊壁，露出新鲜创面后再行加压包扎。预防：手术中应严格无菌操作，术后应适当应用抗生素预防感染，并进行有效引流，同时对吸脂区进行有效包扎，注意适当制动。

11. 局部发硬　由于脂肪被抽吸，皮肤与肌肉粘连及淤血未被完全吸收，使局部表现为板状发硬，特别是腹部。处理：无须特殊处理，一般加强按摩即可。预防：吸脂区应保留皮下 1～2 cm 厚的皮下脂肪，尤其是面部及腹部。

12. 感觉减退　术后术区可能会感觉麻木，这是浅表的神经末梢受到损伤造成的。处理：一般 3 个月左右可自行恢复，必要时可加强局部按摩，给予维生素 B_1 口服。

13. 皮肤坏死　由抽吸过浅，破坏了皮肤的真皮下血管网所致。处理：应切除坏死的皮肤，加强换药，以促进伤口愈合，必要时可进行拉拢缝合。

14. 失血与休克　常由手术时间过长、抽吸量大所致，表现为出冷汗、四肢冰冷、血压下降。此时可加快输液速度，停止手术，继续观察，并考虑应用升压药。一般腹部抽吸的纯脂肪量控制在 3000 ml 左右。在保证效果尽量理想的情况下，抽吸宁少勿多。为预防出血及休克的发生，可在手术前及术中应用止血药，术中给予液体输注。

五、术后处理

（1）观察渗出液的排出情况及颜色。术后尽量排空皮下的肿胀麻醉液，缝合切口，暂不打结，术后 24～48 小时打结，从而有利于渗出液的排出；如果切口大，则可缝合、打结并放置引流条。在此期间观察渗出液的量及颜色。

（2）加压包扎及后期塑形。局部覆盖纱布及棉垫后加压包扎，一般加压包扎 3～7 天，之后 3～6 个月受术者应继续穿弹力服。

（3）止血及抗感染治疗。

第九节　注射美容的安全性

注射美容的安全性主要取决于以下因素。

一、注射材料

注射填充材料的安全性方面，自身组织是相对最安全的，其次是能完全代谢的材料，代谢时间越快就越安全；代谢慢的或不代谢的材料，发生并发症的风险较高。

二、操作技术

注射美容的安全性与操作医师的专业素养、注射技术、职业操守等息息相关。操作医师熟悉解剖结构，掌握适应证、禁忌证，合理使用注射产品，掌握娴熟的注射技术，具备良好的职业操守、防范并发症的意识及能力，以及能够及时处理并发症等都能尽可能降低注射美容的风险，提高注射美容的安全性。

三、全程防范并发症，及时处理并发症

注射美容的安全性还与参与整个治疗过程的其他工作人员，如咨询师、客服、护士等相关。这些人员在治疗全程及时反馈信息给治疗医师，以便医师能及时处理，从而防范或减轻并发症。

（贾小丽）

第七章　医疗美容新技术

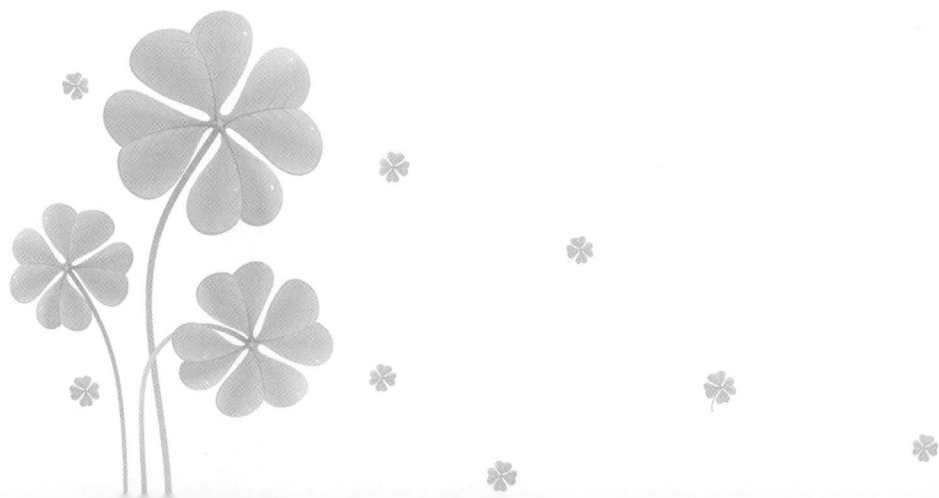

第一节　线　雕

线雕又称埋线提升术，作为整形美容外科的新型微创手术之一，有创伤小、出血少、恢复快、效果好、并发症少等诸多特点。目前此技术被越来越多地应用于面部年轻化的临床治疗，并取得了较好的效果。

一、作用机制

线雕是通过使用特制的导引针，将可吸收材料（线）导入浅层软组织内，线的一端有正向锯齿结构，可以利用其良好的提拉和力学平均分配作用，将松弛的面部皮肤软组织提升，另一端的反向锯齿可以将线固定到韧带附着部位，以对抗、矫正松弛下垂的软组织；同时，随着时间的推移，埋在皮肤底层的线会刺激皮下胶原蛋白再生，形成新生的条索状瘢痕组织，使皮肤变厚，瘢痕挛缩可以使皮肤变得更紧致。该技术适用于皱纹不明显、皮肤松垂不严重的年轻求美者，或面部除皱术后需再次轻度提升皮肤的求美者，或不愿意接受传统面部除皱术、皮肤松弛不严重的求美者，是目前效果仅次于传统面部年轻化手术的一种微创手术。

二、线的材质

提升线发展至今，主要分为不可吸收线及可吸收线两大类。

（一）不可吸收线

现在已知的不可吸收提升线的主要成分大多为聚丙烯。不可吸收线为表面光滑的单纤维线，其组织反应轻、抗张强度好、生物活性极弱，不易被体内各种酶消化。其张力可在体内维持 2 年以上。目前很少使用。

（二）可吸收线

1. PDO（polydioxanone，PDO）线　主要成分是聚对二甲基羟己酮，是一种可完全吸收线，维持时间为半年左右，易出现红肿等。目前线雕很少选用。

2. 聚对二氧环己酮 [poly（p-dioxanone），PPDO] 线　主要成分为 PPDO，是一种可吸收线，是在 PDO 线的基础上进一步提纯而来。其生物相容性好，能完全代谢，副作用更小，安全性更高，是目前线雕术中经常选用的线。优点是提拉效果好，但材质较硬，锯齿易断，完全代谢时间为 2 年左右。

3. 聚己内酯（polycaprolactone，PCL）线　主要成分为聚己内酯，大部分是从动物蛋白中提取制备的聚合物，可能引起过敏反应。优点是柔软、易操作，胶原蛋白的刺激作用强，维持时间为 1～2 年，有一定的美白作用。

4. 聚左旋乳酸（poly-L-lactic acid，PLLA）线　主要成分为聚左旋乳酸和骨胶原，俗称"童颜线"。PLLA 线的吸收速度慢，见效缓慢，3 个月后才见效，大概 13 个月时达到最佳效果。同时其可以刺激自体胶原蛋白生成，有美白和嫩肤的作用。理论上用 PLLA 线做线雕，效果能维持 5～7 年之久。

5. 聚乙丙交酯聚合物（PGLA）线　主要成分是聚乙丙交酯聚合物，同样是手术用的可吸收缝合线，可完全代谢，维持时间为半年左右。该类线的使用率不高。

以上线雕线基本都有平滑线、螺旋线和锯齿线三大类。平滑线主要埋在真皮层，刺激皮肤产生新的胶原蛋白，可以紧致肌肤、缩小毛孔、改善肤质。螺旋线有扩充容量的功能，可以用来填充法令纹、木偶纹和下陷的太阳穴、面颊、额部等，也可以丰盈卧蚕、突显唇线等。锯齿线的作用层次相对深一些，一般埋在皮下浅表筋膜层，能将松垂的浅表筋膜复位，有一定的提升作用。这几种线一般都是联合使用的。因为衰老症状不仅仅是面部松弛下垂，还有皱纹、毛孔粗大等现象。平滑线、螺旋线和锯齿线埋入的层次不一样，取得的效果也不同。

三、适应证和禁忌证

轻中度的面部皮肤松弛，年龄相对较轻（＜65 岁），皮下软组织量适中，无明显凹陷，无过多的脂肪堆积，软组织也不能太少，且有较理想的骨性结构来提供支撑。但对于年龄过大、存在动态皱纹、面部容量过剩或过度凹陷、皮肤质地较差（如严重光老化等）者，埋线治疗的效果可能不佳，需谨慎考虑。

四、操作方法

1. 术前评估及设计　患者取站立位，视面部皮肤松弛及软组织移位、下垂的程度选择不同的线材。不同的线材有不同的布线方案，根据情况进行设计。

2. 麻醉方式　全面部消毒后铺巾，通常选用神经阻滞麻醉和局部浸润麻醉。

3. 埋线操作　局部浸润麻醉生效后，用 18 G 针头在入针点进针至皮下，将线材垂直穿入针孔后，进入皮下脂肪深层或深筋膜后沿设计布线方向斜向前进，到达预定位置后拔出针管，轻拉线尾，确认线有钩挂、无松动，再埋置第两根线。每埋置 2 根后，将埋线尾端向头侧适度提拉，提拉组织并适当上推，以局部提升或复位 1.5 cm 以内为宜。然后将两根线的线尾打结后剪去多余线尾，将线埋于皮下。埋线后，受术者还需调整至坐位，医师观察对称性及局部提拉效果，必要时补充埋线或用小线填充紧致。

4. 术后管理　术后针孔处涂抹抗生素软膏以预防感染；术后 48 小时内埋线部位间断冰敷；1 个月内勿做夸张表情，严禁面部按摩及其他物理疗法。

五、并发症和防治

1. 异物感　应将埋植物植入到位。

2. 线头外露　拔出少许线头并剪除。

3. 凹凸不平　注意线的埋植深浅。

4. 滑脱　拔出打滑的线，重新埋植。

5. 排斥反应　过敏体质者慎做。

6. 局部疼痛　3 个月左右逐渐消失。

7. 血管损伤（出血、血肿、血管瘤形成）　加压包扎 3 天左右。若有血管瘤形成，则拔除埋植线，必要时结扎血管。

8. 神经损伤　手术时要注意重要的神经走向。

9. 表情不自然　3 个月左右会逐渐恢复自然。

10. 效果欠佳　必要时用埋线调整。

第二节　水光针

水光疗法起源于 1952 年，由法国医师米歇尔·皮斯特（Michel Pistor）首先创造并应用于临床。

一、水光针的概念

水光针是利用负压针在皮肤真皮层注入人体因衰老而流失的透明质酸，以及胶原蛋白、肉毒毒素等，使皮肤内吸收并储存本身重量的 1000 倍的水分，唤醒细胞的再生功能，修复皮肤细胞，在短时间内重塑紧致、平滑、富有弹性的皮肤。

二、水光疗法的分类（表 7-2-1）

表 7-2-1　水光疗法的分类

要点	注射用水光针	注射用水光枪	无针水光	涂抹式水光
工具	注射器、单针	水光枪（三针、五针、九针）	无针注射仪	无
作用层次	真皮深层	真皮浅层	基底层	表皮层
原理	直接注射	负压注射	气压爆破，营养物质渗透到基底层	直接涂抹
特点	对操作医师的要求高，效果持久，需敷麻醉药	负压吸起皮肤后注射，需敷麻醉药	不出血、无痛	操作简单、方便，效果差
管理范畴	属于医疗美容，须由医师操作	属于医疗美容，须由医师操作	属于生活美容	属于生活美容

三、适应证

皮肤干燥、细纹、肤色暗沉、油脂分泌过多、毛孔粗大、色素沉着、黄褐斑、脱发、膨胀纹等。

四、禁忌证

（1）伴有糖尿病、恶性肿瘤等严重系统性疾病者。

（2）注射部位存在开放性创面或皮肤活动性感染者。

（3）对注射成分或麻醉药中任一成分过敏者。

（4）注射部位有皮肤病并且处于急性期或进展期（如活动性痤疮、急性湿疹、接触性皮炎、急性特应性皮炎、银屑病等炎性疾病，白癜风等）。

（5）孕妇及哺乳期女性。

（6）正在使用抗凝血药、活血药者，至少停用1周后方可接受水光治疗。

（7）存在心理障碍及精神疾病者。

五、操作流程

1. 术前评估　治疗前评估求美者或患者的健康状况，评估有无禁忌证。另外，要评估其心理预期。对期望值过高的求美者或患者，须告知可能达到的治疗效果，适当降低其期望值。经过沟通仍然不能达成一致意见的，建议暂缓治疗。

2. 术前准备操作　①清洁皮肤（须卸妆）。②拍照记录。③表面麻醉。在注射部位适量、均匀地厚涂麻醉药，敷麻醉药的时间为30～60分钟，然后用清水洗净麻醉药。

3. 术前消毒

（1）操作医师术前戴一次性手术帽、医用口罩，洗手，戴一次性无菌无粉手套。

（2）消毒注射器。用乙醇消毒注射器前段、注射器数值调节界面、按钮及一次性负压管等与皮肤密切接触的部位。

（3）面部消毒。用聚维酮碘溶液（碘伏）由中心向两侧消毒面部，消毒3次后用生理盐水脱色1～2次。负压导管及一次性无菌注射针必须一人一换。

4. 术中操作

（1）注射过程中严格遵守无菌操作原则，选用正规的仪器和针头，以避免感染。

（2）连接注射器和注射针头，根据求美者或患者的皮肤状态调整注射深度，最佳的注射深度为1.0～1.5 mm。注射过深则容易引起淤斑、疼痛。

（3）建议按照下颌、面颊、眼周、颞部、额部、鼻翼的顺序依次进行注射。注射针应垂直于皮肤表面并靠近皮肤，待负压吸起皮肤后轻轻提起皮肤进行注射。注射后上提注射器，使之与皮肤分开，再移动到下一部位进行注射。

（4）轻微渗血无须擦拭，渗血严重时则用无菌棉签轻轻擦拭。

5. 术后护理

（1）术后即刻护理。注射结束后，敷冷藏的医用修复面膜，并进行冰导，以缓解疼痛。

（2）24小时内避免沾水，术后3天内不要化妆。

（3）术后前3天每天敷2片医用面膜，术后4～6天每天敷1片医用面膜，之后每

2~3 天敷 1 片医用面膜。

（4）术后可用医用喷雾和修复液。

六、疗程建议

（1）前 3 次每个月一次。

（2）之后每 2~3 个月一次。

第三节　微　针

一、作用原理

利用微针滚轮上的微小针头刺激皮肤，打开皮肤通道，把营养物质导入皮肤，通过刺激皮肤胶原蛋白的再生，达到美容的目的。

二、特点

（1）不破坏皮肤结构的完整性。

（2）建立大量的皮肤微细孔道。

（3）直接输送所需活性成分到皮肤最佳吸收位置。

（4）刺激皮肤的自愈能力，促进皮肤的新陈代谢，保持皮肤弹性，诱导皮肤自身的营养和胶原生长。

（5）激活细胞，修复受损组织，达到除皱、提升、美白、抗衰老的功效。

（6）无副作用，功效显著，安全可靠，操作简单，无创伤，俗称"午休式美容"。

三、分类

一般根据需要，选用不同长度的微针，一般微针分为 0.25 mm、0.5 mm、0.75 mm、1.0 mm、1.25 mm、1.5 mm、2.25 mm 等规格。

四、功效

减淡皱纹，治疗瘢痕及妊娠纹，美白皮肤、减淡色斑，去除痘坑和痘印，淡化黑眼圈，收紧及提升面部皮肤。

五、术后护理

（1）术后即刻护理。注射结束后，敷冷藏的医用修复面膜，并进行冰导，以缓解疼痛。

（2）24小时内避免沾水，术后3天内不要化妆。

（3）术后前3天每天敷2片医用面膜，术后4～6天每天敷1片医用面膜，之后每2～3天敷1片医用面膜。

（4）术后可用医用喷雾和修复液。

六、疗程建议

（1）前3次每个月一次。

（2）之后每2～3个月一次。

第四节　超微小气泡

一、概念

超微小气泡技术通过真空负压形成真空回路，将超微小气泡和营养液结合，通过小螺旋形吸头直接作用于皮肤，深层洁面，清洁老化角质、皮脂、螨虫及油脂残留物等毛孔漏斗部的多种杂质，同时为毛孔漏斗部补充营养物质，为皮肤提供营养。

二、适应证

长期化妆或生活在空气污染严重地区的人群，有毛囊炎、肤色暗沉、毛孔粗大、黑头、基质层厚等皮肤问题的人群，可考虑用超微小气泡洁面。

（1）治疗痤疮、脂溢性脱发、毛囊炎、螨虫感染。

（2）减轻皮肤晦暗、枯黄，改善肤质，美白。

（3）深层洁肤，去除老化的角质细胞，同时给皮肤补充水分和养分。

（4）去除粉刺，缓解皮肤松弛，收缩毛孔，提高皮肤弹性，提亮肤色和透明度。

三、禁忌证

（1）对其中的营养成分过敏者。

（2）存在血友病或凝血功能障碍的患者。

（3）自身免疫性疾病患者。

四、注意事项

（1）在治疗前 1 周停用面膜和具有脱毛、去角质、磨砂等功效的产品。

（2）在治疗前避免皮肤暴晒，可适当使用防晒产品。

（3）治疗当天不化妆，保持面部清洁。

五、疗程

每个月 1~2 次。

（于 洋 贾小丽）

党的二十大精神进教材提纲挈领

习近平总书记在党的二十大报告中指出："教育、科技、人才是全面建设社会主义现代化国家的基础性、战略性支撑。"这充分说明教育、科技、人才对于发展的重要性。

医疗美容技术是医学美容技术专业的核心课程，是思政教育的主要载体，是教导学生在具备医学基础能力的前提下，研究和运用各种现代医学美容技术进行美容保健与诊治损美性疾病的课程。该课程对接专业人才培养目标，面向美容师工作岗位，培养学生独立进行美容基本技能操作的能力，也是落实课程育人、促进学生成长成才、培养社会主义建设者和接班人的必要途径之一。

本教材在建设过程中坚持以立德树人为根本任务，注重学思结合、知行统一，致力培养学生勇于探索的创新精神、善于解决问题的实践能力。

课程思政教学案例

序号	知识点	案例	思政建设目标
1	医学美容技术研究的基本任务及意义	理性看待整形变美	理性看待、培养健康的审美取向
2	文身术	"初中生花 1200 元文身懊悔不已"的故事	恪守职业道德，深化职业理念和职业道德教育
3	损美性疾病的激光治疗	"歪脸女孩"案例分析，医疗美容的意义	以人为本、培育人文情怀
4	射频美容技术	唇腭裂公益救助活动	中国医生大医情怀，培养人文精神，体现人文关怀
5	注射美容的安全性	医美热潮带来的反思	提高法律意识，培养鉴别外界信息的能力
6	医疗美容新技术	青年对医疗事业发展的重要性	培育家国情怀，坚持守正与创新的结合

案例一

理性看待整形变美

思政建设目标： 理性看待美、培养健康的审美取向

内容： 年轻人应该正确看待外在和内在的关系。外在的美丽往往只是一时的，而内在的修养则是一个人一生的财富，我们可以在意外表，但不能失去对"美"更深刻的理解。爱美之心，人皆有之，应当牢记的是，美丽要以健康为基础，爱美不能影响身心健康；损害健康的求美不是美容，反而可能毁容。树立正确的健康观，谨慎对待、理性消费医疗美容项目，追求真正的美，才能规避风险、拥抱美好生活。读书学习才是一个人最持久的"颜值"和"资本"。每个人都是独一无二的个体，我们尊重每个人对美的认知与追求，但也希望同学们在追求外在美的同时，关注内在美。腹有诗书气自华，努力提升自身能力。

案例二

初中生花 1200 元文身懊悔不已

思政建设目标： 恪守职业道德，深化职业理念和职业道德教育

内容： 去年年底，小文走进一家文身店内，在向店主提供了文身图案后，店主未核实小文的年龄便为小文提供了文身服务，文身面积约 1000 平方厘米。小文为此支付了 1200 元文身费用。没过几天，小文的文身被其母亲发现。经过母亲的教育，小文方才意识到文身的危害，懊悔不已。此后，小文的母亲多次来到文身店，希望与文身店协商赔偿事宜，但文身店仅同意免费帮小文清洗文身。

小文的母亲在咨询专业整形机构后，被告知小文的文身清洗需要耗时 2 年，过程极其痛苦，且存在清洗不干净、留疤等风险，遂以小文的名义将文身店诉至法院，请求判令文身店返还小文文身费用，并赔偿其清洗文身费用及精神损害抚慰金等共计 40 000 余元。

文身店在未核实小文是否系未成年人的情况下，出于商业利益为其进行大面积文身，存在明显过错，应当承担相应法律责任。